中国人民解放军总医院

老年心血管内科疑难病例解析

学术顾问　李小鹰　范　利

名誉主编　刘宏斌

主　　编　张　丽　张秀锦

副 主 编　郑　瑾　谢湘竹

编　　者　（按姓氏笔画排序）

丁　宇	王　亮	王　浩	王　曦	王海军
史　扬	付治卿	司全金	朱　兵	刘　源
刘宏伟	祁莉萍	杜瑞雪	李　珊	李开亮
李世军	李蕊君	肖文凯	张　丽	张　璐
张秀锦	武彩娥	郑　瑾	柳　高	洪昌明
骆雷鸣	曹　剑	曹瑞华	盛　莉	梁　逍
惠海鹏	鲁晓春	谢湘竹	樊　瑾	

人民卫生出版社

·北京·

图书在版编目（CIP）数据

中国人民解放军总医院老年心血管内科疑难病例解析 / 张丽，张秀锦主编. —北京：人民卫生出版社，2020.9

ISBN 978-7-117-30484-9

Ⅰ. ①中… Ⅱ. ①张… ②张… Ⅲ. ①老年人－心脏血管疾病－疑难病－病案－分析 Ⅳ. ①R54

中国版本图书馆 CIP 数据核字（2020）第 177888 号

人卫智网	**www.ipmph.com**	医学教育、学术、考试、健康，购书智慧智能综合服务平台
人卫官网	**www.pmph.com**	人卫官方资讯发布平台

中国人民解放军总医院
老年心血管内科疑难病例解析
Zhongguo Renmin Jiefangjun Zongyiyuan
Laonian Xinxueguan Neike Yinan Bingli Jiexi

主　　编：张　丽　张秀锦
出版发行：人民卫生出版社（中继线 010-59780011）
地　　址：北京市朝阳区潘家园南里 19 号
邮　　编：100021
E - mail：pmph @ pmph.com
购书热线：010-59787592　010-59787584　010-65264830
印　　刷：北京铭成印刷有限公司
经　　销：新华书店
开　　本：787×1092　1/16　　印张：8
字　　数：195 千字
版　　次：2020 年 9 月第 1 版
印　　次：2020 年 9 月第 1 次印刷
标准书号：ISBN 978-7-117-30484-9
定　　价：65.00 元

打击盗版举报电话：**010-59787491**　**E-mail：WQ @ pmph.com**
质量问题联系电话：**010-59787234**　**E-mail：zhiliang @ pmph.com**

名誉主编简介

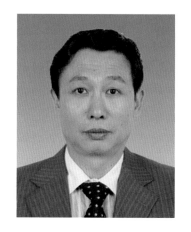

刘宏斌 主任医师、教授、博士生导师,中央军委保健委员会专家,现任中国人民解放军总医院第二医学中心心血管内科主任,国家老年疾病临床医学研究中心副主任。

学术任职:中国人民解放军医学科学技术委员会老年医学专业委员会主任委员;中国老年医学学会老年心血管分会副会长;中国医师协会心血管内科医师分会常务委员;北京医师协会心血管内科医师分会副会长;中国老年保健医学研究会老年晕厥分会副主任委员;《中华老年多器官疾病杂志》副主编;《中华保健医学杂志》《中华老年心脑血管病杂志》《心脑血管病防治杂志》编委。

长期从事心血管临床工作,对冠心病的介入治疗,尤其是合并多脏器功能不全的高龄高危冠心病患者的介入治疗有着丰富的经验。承担并完成国家及军队课题14项。获军队医疗成果奖4项。目前主要研究方向为动脉粥样硬化易损斑块的基础与临床研究、心脑血管急症的早期预警与治疗。目前承担的课题获军队医疗成果奖3项,中国人民解放军总医院医疗成果奖1项,先后发表SCI学术论文100余篇,其研究成果被ESC相关指南引用。

主 编 简 介

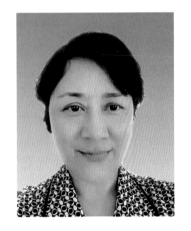

张丽 主任医师、教授，中央军委保健委员会专家，现任中国人民解放军总医院第二医学中心心血管内科常务副主任。

学术任职：国家老年疾病临床医学研究中心-中国老年心血管病防治联盟第一届委员会主任委员；中国老年学和老年医学学会老年慢病规范诊疗分会常务理事；中国老年医学学会高血压分会第一届委员会常务委员；中国老年学会老年医学委员会常务委员；中国老年保健医学研究会老年晕厥分会第一届委员会常务委员；中国老年保健协会心血管疾病预防与康复专业委员会常务委员；《中国老年高血压管理指南2019》《老年人异常血压波动诊疗对策中国专家共识2017》《β受体阻滞剂在高血压应用中的专家共识2019》起草组专家；《中华老年心脑血管病杂志》等5类核心期刊审稿专家；美国Cleveland Clinic Foundation访问学者。

长期从事老年心血管疾病的临床一线工作，对高血压、冠心病、心律失常、心力衰竭等常见多发病诊治经验丰富，擅长高龄老年多病共存、老年急危重症综合救治。近年来致力于创建衰弱老年的心脏康复平台，已初见成效。承担国家及军队课题3项，参与并完成国家自然科学基金、军队科技攻关项目、军队保健专项等多项科研课题，发表论文50余篇，主编专著4部。

主 编 简 介 >>>>

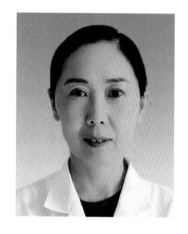

张秀锦　医学博士，毕业于中国人民解放军军医进修学院，现为中国人民解放军总医院第二医学中心心血管内科副主任医师。

学术任职：国家老年疾病临床医学研究中心 - 中国老年心血管病防治联盟第一届委员会委员，中国女医师协会第一届老年医学专业委员会委员，中国职工电化教育中心全国职工健康管理专家。

长期从事干部医疗保健及老年心血管病的临床与基础研究，擅长老年人保健、老年人高血压、冠心病、心力衰竭、心肌病、心律失常等疾病的诊治，并在老年多病共存综合治疗及老年危重症救治方面积累了丰富经验，2017 年接受美国心脏协会急救技能培训，获得 AHA 认证的基础生命支持及高级生命支持施救者证书。2019 年参加中国老年医学科医师培训提高班（第二十八期）培训课程，获得合格证书。近些年开始关注老年人右心功能及肺血管病诊治，于 2018 年、2019 年先后在中日友好医院及中国医学科学院阜外医院进修学习。参与编写《女性心脏病学》《最新心血管病用药》《心血管病用药指南》等多部著作；参与完成国家自然科学基金、军队科技攻关项目、军队保健专项等多项科研课题，发表论文 10 余篇，先后获北京市科学技术进步奖二等奖 1 项、军队科技进步二等奖 1 项。

序 一　　>>>

中国人民解放军总医院老年心血管内科自建科以来，一直承担着非常重要的医疗、保健任务。老年人多病共存常见，在进行专科治疗的同时，需要兼顾多种临床情况，错综复杂的病例常给临床医生带来挑战。老年心血管内科一贯重视临床思维能力的培养，始终坚持每周一次的科室疑难病例查房，资深专家们诲人不倦，年青一代求知若渴，查房中不仅是解决临床问题，更是思想火花的碰撞和临床思辨能力的培养。

本书甄选了 18 例案例，涉及老年心血管病的多个领域，非常具有代表性和临床指导意义。患者的临床表现千差万别，面对疑难病例的诊治时如何发现有价值的临床线索？如何制订个体化的治疗决策？要做到正确分析问题和解决问题，关键是临床经验的积累和基本功的提高。与之同时，现代医学强调循证医学，多以学科诊治指南为依据指导临床工作。作者们从临床出发，复习大量文献，本着"回归临床，回归基本功"的理念，针对临床病例个案，强调首先确定清晰的诊断思路，引导收集各种证据，一步步探究和分析症结所在；治疗面临诸多矛盾时，最合理的方案是既要以最新循证医学证据为指导，又要高度个体化。

我国已经进入人口老龄化社会，老年人，尤其是高龄老年人的临床救治需求必然增加。本书中多个案例系高龄老年患者，这类患者是一个特殊群体，常常被各种临床试验排除在外，治疗难度更高。本书作者精心收集的这些案例，为从事老年医学领域的同道提供了具有实用价值的参考书，旨在与大家共同探索、思考、提高、前进。

相信广大读者将从中获益，愿作此序与大家共勉。

2020 年 4 月 20 日

序 二

正确临床思维能力的培养和丰富临床经验的积淀不是一蹴而就的,需要长期在临床实践工作中不断摸索、总结、磨炼、摔打、再认识、再提高。

难能可贵的是,《中国人民解放军总医院老年心血管内科疑难病例解析》真实报道了18例珍贵、鲜活、疑难、复杂的病例,涉及老年心血管内科冠心病、心律失常、心力衰竭、难治性高血压、瓣膜病、心包疾病、主动脉夹层等诸多层面,囊括很多知识点、难点、新概念、新进展。特别值得临床任务繁重且时间有限的广大医生朋友们阅读和借鉴,是一本实用价值很强的好书。对培养良好的临床思维,锻造严谨的诊疗路径,非常有帮助。

本书的作者均系长期工作在临床一线的中国人民解放军总医院第二医学中心心血管内科优秀的中青年专家和医生们,他们善总结、勤思考,在资深专家传、帮、带和谆谆指导下,积累了丰富的老年心血管疾病诊治经验。该书也是该中心心血管内科日常查房真实的情景再现,作为长期从事老年心血管病专业的一名老医生,非常欣慰和赞赏这本书的出版,乐此作序。

范 利

2020 年 4 月 12 日

前 言

          >>>

    《中国人民解放军总医院老年心血管内科疑难病例解析》精选了老年心血管内科教学查房众多病例中的18个具有代表性的难诊、难治病例，做"麻雀剖析"式、深入浅出的解析，梳理诊疗思路，厘清治疗脉络，启发临床思维，呈现给大家凝练的知识点、难得的经验教训总结和诊治抉择中的集体智慧。

    该书言简意赅，带着问题，抽丝剥茧，层层深入，峰回路转，引人入胜。对提升临床医生处理复杂问题的能力、树立正确的临床思维有着良好的教学作用，是一本难得的病例集锦，具有很强的实用性、可读性。来和我们一起，通过临床病例长知识吧！

    本书作者全部是长期活跃在临床一线的医生，每一个病例都凝集着大家的心血和智慧。受时间所限，书中难免会存在不足或不当之处，恳请广大读者批评与指正，以利于我们不断改进。

张　丽　张秀锦

2019 年 10 月

目 录 >>>

病例 1 >>>

严重左主干病变引发的思考——如何正确评估心血管危险

> **导读**：66 岁男性，因"不稳定型心绞痛"入院，既往有血脂紊乱病史，已接受他汀类药物治疗，无其他心血管危险因素。对该患者的心血管风险您的第一印象如何？其造影结果与您的印象是否相符？临床工作中我们该如何正确评估心血管危险？

【病史摘要】

患者男性，66 岁，主因"发作性胸痛 2 个月余，加重 5 天"入院。缘于 2 个月前（2015 年 10 月 8 日）患者因家中变故导致情绪波动，开始间断出现胸部闷痛，位于左侧，多于快走及劳累后出现，伴气短，无头晕、晕厥、心悸及出汗，持续数分钟，休息后症状可逐渐缓解，未予重视。5 天前（2015 年 12 月 9 日）患者在登山过程中再次出现胸痛，向左臂放射，持续约数分钟后缓解，之后来我院门诊就诊，行常规心电图检查未见明显异常，心肌酶学指标正常，动态心电图结果示部分时间段Ⅱ、Ⅲ、aVF 及 $V_2 \sim V_6$ 导联水平型下降 $0.05 \sim 0.30$mV，aVR、aVL 导联 ST 段呈弓背型抬高 $0.05 \sim 0.20$mV（检查期间患者步行爬 8 层楼梯，诱发胸痛，与心电图缺血改变发生时间一致），遂以"冠状动脉粥样硬化性心脏病（简称冠心病），不稳定型心绞痛"收入院。

既往有血脂紊乱病史，长期口服他汀类药物治疗，入院时服用瑞舒伐他汀钙片 5mg，每晚一次，血脂控制情况见图 1-1～图 1-3。2008 年 4 月曾发生过一过性意识丧失，诊断为血管抑制性晕厥。体检发现双侧颈动脉粥样硬化斑块形成。否认高血压、糖尿病，无吸烟及饮酒等嗜好，无冠心病家族史。

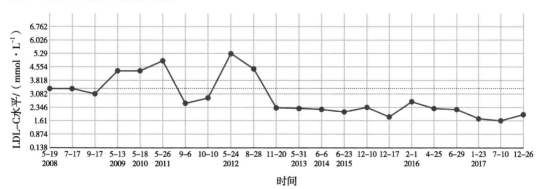

图 1-1　2008—2017 年低密度脂蛋白胆固醇（low-density lipoproteincholesterol，LDL-C）变化趋势

1

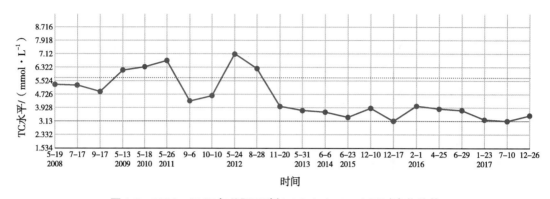

图 1-2　2008—2017 年总胆固醇（total cholesterol，TC）变化趋势

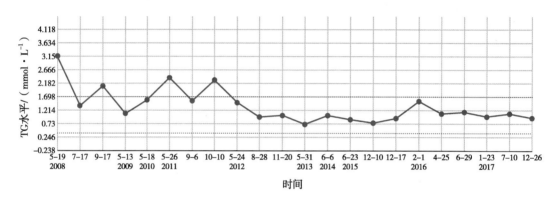

图 1-3　2008—2017 年甘油三酯（triglyceride，TG）变化趋势

【入院时查体】

体温 36.2℃，心率 70 次/min，呼吸 18 次/min，血压 141/80mmHg，体重指数（body mass index，BMI）24.3kg/m²。

一般情况好，颈部未闻及血管杂音，双肺呼吸音清，未闻及干、湿啰音。心界不大，心率 70 次/min，律齐，各瓣膜听诊区未闻及病理性杂音，腹主动脉及股动脉未闻及血管杂音，双下肢无水肿，双侧足背动脉搏动正常。

【辅助检查】

1. 血常规　血红蛋白 134.0g/L，血小板 206×10⁹/L，红细胞计数 4.19×10¹²/L，白细胞计数 5.97×10⁹/L；中性粒细胞 0.702。

2. 心电图　窦性心律，V_1 导联 T 波改变（图 1-4）。

3. 心脏超声　心脏各房室大小正常范围；室壁厚度正常范围；静息状态下未见明显节段性室壁运动障碍；左室整体收缩功能（EF 65%）及舒张功能正常；房室间隔连续完整，升主动脉管壁回声略增强；心包检查未见异常；收缩期二尖瓣、三尖瓣轻度反流。

4. 动态心电图　Ⅱ、Ⅲ、aVF 及 $V_2\sim V_6$ 导联近水平型下降 0.05～0.30mV，aVR 及 aVL 导联 ST 段呈弓背型抬高 0.05～0.20mV（图 1-5）。

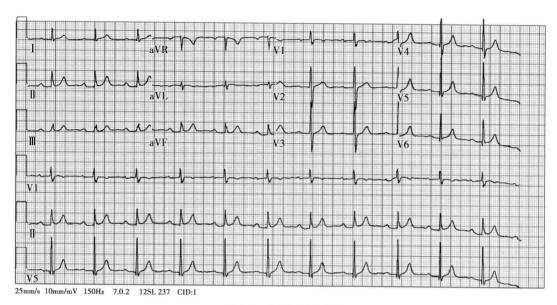

25mm/s 10mm/mV 150Hz 7.0.2 12SL 237 CID:1

图1-4　入院时心电图

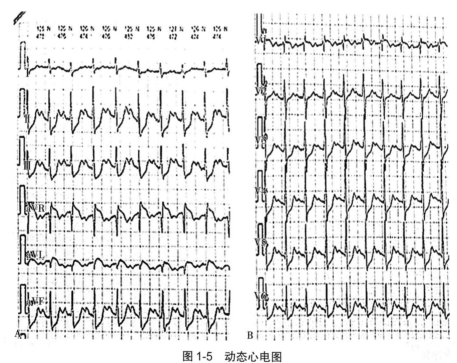

图1-5　动态心电图

A. 自上而下分别为肢导联Ⅰ、Ⅱ、Ⅲ、aVR、aVL、aVF；B. 自上而下分别为胸导联V₁~V₆。

【入院诊断】

1. 冠心病，不稳定型心绞痛。

2. 血脂紊乱。

3. 颈动脉粥样硬化。

【诊治思路及首要问题】

从患者的症状及动态心电图表现可以判断，该患者冠心病、不稳定型心绞痛诊断明确，动态心电图显示Ⅱ、Ⅲ、aVF 及 V$_2$～V$_6$ 导联近水平型下降 0.05～0.30mV，aVR 及 aVL 导联 ST 段呈弓背型抬高 0.05～0.20mV，考虑存在广泛心肌缺血，提示冠状动脉病变位置较高，左主干病变可能性大，有发生大面积心肌梗死及心脏性猝死的风险，需要尽快安排冠状动脉造影以明确冠状动脉病变情况，指导后续治疗方案。

【诊疗经过】

入院后给予双联抗血小板（阿司匹林肠溶片及硫酸氢氯吡格雷片）、低分子肝素抗凝以及调节血脂、扩张冠状动脉、控制心率等治疗，同时积极完善术前检查。2015 年 12 月 22 日行选择性冠状动脉造影，结果示左主干（left main coronary artery，LM）远段局限性狭窄 98% 伴溃疡；左前降支（left anterior descending，LAD）开口局限性狭窄 98%，近段节段性狭窄 75%；左回旋支（left circumflex artery，LCX）开口局限性狭窄 70%；右冠状动脉（right coronary artery，RCA）第二转折处节段性狭窄 75%，向前降支发出侧支（图 1-6）。冠状动脉病变情况与术前判断相符，为左主干＋三支病变，需要尽快行血运重建，因病变复杂，介入治疗难度大，建议行冠状动脉旁路移植术治疗，但患者及家属拒绝接受冠状动脉旁路移植术，强烈要求介入治疗。在精心准备下于 2015 年 12 月 31 日为患者施行冠状动脉左主干 - 前降支 - 回旋支介入治疗术（percutaneous coronary intervention，PCI），手术顺利，术后 4 天康复出院。出院时治疗方案：阿司匹林肠溶片 0.1g，1 次 /d；硫酸氢氯吡格雷片 75mg，1 次 /d；酒石酸美托洛尔片 12.5mg，2 次 /d；盐酸地尔硫䓬片 15mg，3 次 /d；瑞舒伐他汀钙片 10mg，1 次 / 晚；雷贝拉唑钠肠溶片 10mg，1 次 / 晚。

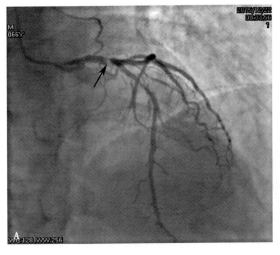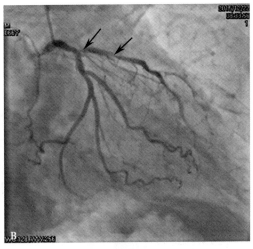

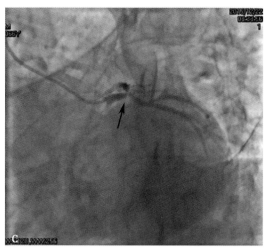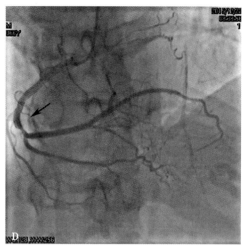

图 1-6　冠状动脉造影结果

A. LM 远段局限性狭窄 98% 伴溃疡；B. LAD 开口局限性狭窄 98%，LAD 近段节段性狭窄 75%；
C. LCX 开口局限性狭窄 70%；D. RCA 第二转折处节段性狭窄 75%。

【最后诊断】

1. 冠心病，不稳定型心绞痛、左主干 + 三支血管病变、PCI 术后。

2. 血脂紊乱。

3. 颈动脉粥样硬化。

【随访】

患者于 PCI 术后 14 个月（2017 年 2 月 8 日）来院复查，诉术后无胸闷、胸痛发作，复查冠状动脉 CTA（图 1-7）示：左主干、左前降支及回旋支起始段见内植入支架，支架两端管腔显示清晰，支架内部管腔部分密度稍低。治疗无调整，继续门诊随访。

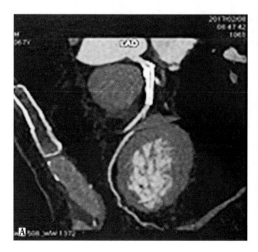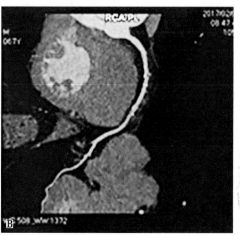

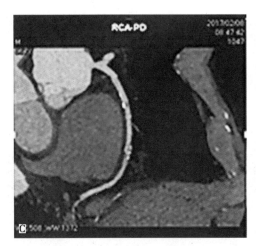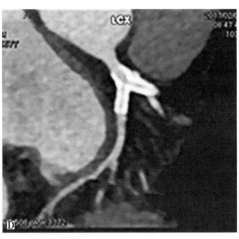

图 1-7　冠状动脉 CTA(PCI 术后)

A. LM-LAD 支架两端管腔显示清晰，支架内部管腔部分密度稍低；B、C. RCA 点状钙化病变；
D. LM-LAD-LCX"Y"形支架。

【诊治心得】

该病例留给人的第一印象是其心血管危险因素不多，也不算严重，如果没有动态心电图结果（特别是 aVR 导联 ST 段抬高），如果动态心电图检查期间患者没有刻意增加运动量，很难发现和预判冠状动脉病变的严重性；在得知冠状动脉造影结果之后患者本人很难接受，家属也感到很震惊；作为患者的主管医生，看到如此高危的冠脉病变，更是细思极恐，这种情况如果没有及时确诊，很可能会发生灾难性心血管事件。由此可见，掌握正确评估心血管风险的方法，动态随访并指导患者管理主要危险因素尤为重要。

心血管疾病是世界范围内致死和致残的主要病因之一，尤其在低收入和发展中国家更加明显，80% 的心血管死亡发生在发展中国家，而我国每 3 例死亡中就有 1 例是死于心血管疾病。所幸的是，心血管疾病发病过程缓慢，潜伏期相对较长，为我们进行疾病防治留出了一定的时间。在此期间，对于风险人群的管理关键在于开发出恰当的心血管风险评估工具以筛查高危患者，根据不同危险分层对患者采取合理的干预措施，并随着研究进展不断完善。

在众多心血管风险评估工具中，Framingham 风险评估（Framingham risk score，FRS）和美国胆固醇教育计划成人治疗组第三次报告（NCEP ATP Ⅲ）是最常用的两个。FRS 经典之处在于对未来 10 年冠心病事件（心绞痛、心肌梗死和冠心病猝死）的风险预测，并将其划分为高危（>20%）、中危（10%~20%）和低危（<10%）。FRS 提出的主要心血管危险因素包括年龄、性别、TC、HDL-C、血压和吸烟。该模型应用最广泛，但高估了我国人群的心血管风险。

2001 年发布的 NCEP ATP Ⅲ 针对包括 TC 和 LDL-C 的多种危险因素患者的冠状动脉粥样硬化性心脏病（coronary atherosclerotic disease，CAD）预防。主要的危险因素包括吸烟、血压≥140/90mmHg 或者接受降压药物治疗、高 LDL-C、低 HDL-C、家族早发 CAD（直系亲属男性<55 岁、女性<60 岁）、男性年龄>45 岁和女性年龄>55 岁。将危险分为 3 层：①确诊 CAD 和 CAD 等危症（包括非冠状动脉形式临床动脉硬化疾病、糖尿病、致 10 年 CAD 风险>20% 的多重危险因素）；②多种危险因素（2 种或以上）；③无或 1 种危险因素。NCEP ATP Ⅲ 针对不同危险分层和 10 年 CAD 风险，推荐了不同的降脂治疗目标和生活方式的干预建议，并于2004年修订更严格的血脂控制目标。

我国在国家"十五"攻关课题——冠心病、卒中综合危险度评估及干预方案的研究中建立了国人缺血性心血管发病危险的评估方法和简易评估工具（图1-8～图1-10），危险因素包括年龄、性别、血压、总胆固醇水平、超重与肥胖、糖尿病和吸烟。该量表适用于35～59岁人群，预测该人群未来10年心肌梗死、卒中和心血管疾病死亡的风险。

第一步：　评分

年龄/岁	得分
35~39	0
40~44	1
45~49	2
50~54	3
55~59	4

收缩压/mmHg	得分
<120	–2
120~	0
130~	1
140~	2
160~	5
≥180	8

体重指数/（kg·m⁻²）	得分
<24	0
24~	1
≥28	2

总胆固醇/（mmol·L⁻¹）	得分
<5.20	0
≥5.20	1

吸烟	得分
否	0
是	2

糖尿病	得分
否	0
是	1

第二步：　求和

危险因素	得分
年龄	——
收缩压	——
体重指数	——
总胆固醇	——
吸烟	——
糖尿病	——
总计	

第三步：　绝对危险

总分	10年ICVD危险/%
≤–1	0.3
0	0.5
1	0.6
2	0.8
3	1.1
4	1.5
5	2.1
6	2.9
7	3.9
8	5.4
9	7.3
10	9.7
11	12.8
12	16.8
13	21.7
14	27.7
15	35.3
16	44.3
≥17	≥52.6

10年ICVD绝对危险参考标准		
年龄/岁	平均危险	最低危险
35~39	1.0	0.3
40~44	1.4	0.4
45~49	1.9	0.5
50~54	2.6	0.7
55~59	3.6	1.0

图1-8　缺血性心血管疾病（ischemia cardiovascular disease，ICVD）10年发病危险度评估表（男性）

第一步：　评分

年龄/岁	得分
35~39	0
40~44	1
45~49	2
50~54	3
55~59	4

收缩压/mmHg	得分
<120	–2
120~	0
130~	1
140~	2
160~	3
≥180	4

体重指数/（kg·m⁻²）	得分
<24	0
24~	1
≥28	2

总胆固醇/（mmol·L⁻¹）	得分
<5.20	0
≥5.20	1

吸烟	得分
否	0
是	1

糖尿病	得分
否	0
是	2

第二步：　求和

危险因素	得分
年龄	——
收缩压	——
体重指数	——
总胆固醇	——
吸烟	——
糖尿病	——
总计	

第三步：　绝对危险

总分	10年ICVD危险/%
–2	0.1
–1	0.2
0	0.2
1	0.3
2	0.5
3	0.8
4	1.2
5	1.8
6	2.8
7	4.4
8	6.8
9	10.3
10	15.6
11	23.0
12	32.7
≥13	≥43.1

10年ICVD绝对危险参考标准		
年龄/岁	平均危险	最低危险
35~39	0.3	0.1
40~44	0.4	0.1
45~49	0.6	0.2
50~54	0.9	0.3
55~59	1.4	0.5

图1-9　缺血性心血管疾病（ischemia cardiovascular disease，ICVD）10年发病危险度评估表（女性）

按照我国心血管疾病相对危险评估量表对本例患者10年前心血管风险加以评估，回顾患者自2008年以来的体检记录，根据最早资料（TC 5.5mmol/L，当时年龄59岁）对其缺血性心血管疾病10年发病危险进行评估：年龄59岁（4分），收缩压≥130mmHg（1分），体重

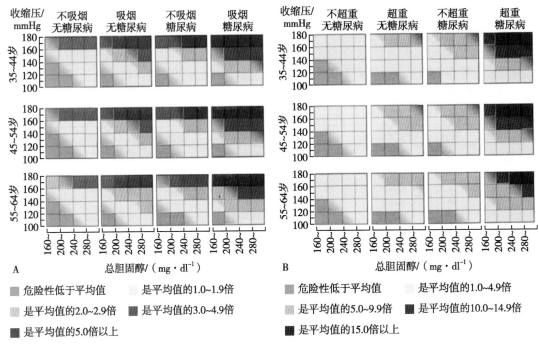

图 1-10　心血管疾病相对危险评估量表

A. 10 年内心肌梗死、卒中发病和死亡危险的预测（男性）；B. 10 年内心肌梗死、卒中发病和死亡危险的预测（女性）。1mg/dl 总胆固醇 =0.026mmol/L 总胆固醇。

指数<24kg/m^2（0 分），总胆固醇≥5.2mmol/L（1 分），无吸烟（0 分），无糖尿病（0 分），总分合计为 6 分，对应的 10 年 ICVD 绝对危险为 2.9%，低于同年龄段平均危险（3.6%）。患者在 59 岁时属于心血管疾病低危人群。

在 2012 年（当时年龄 66 岁）患者的 LDL-C 达到 5.29mmol/L，TC 最高达到 7.12mmol/L（见图 1-1 和图 1-2），根据 2006 年中国成人血脂异常防治指南中推荐的血脂异常危险分层方案（表 1-1），该患者仍属于低危组，因当时我国血脂异常防治指南尚未更新，推荐降脂目标值为 LDL-C<4.14mmol/L（表 1-2）。

表 1-1　血脂异常危险分层方案

危险分层	TC 5.18～6.19mmol/L（200～239mg/dl）或 LDL-C 3.37～4.12mmol/L（130～159mg/dl）	TC≥6.22mmol/L（240mg/dl）或 LDL-C≥4.14mmol/L（160mg/dl）
无高血压且其他危险因素数<3 个	低危	低危
高血压或其他危险因素数≥3 个	低危	中危
高血压或其他危险因素数≥1 个	中危	高危
冠心病及其等危症 *	高危	高危

注：其他危险因素包括：年龄（男性≥45 岁，女性≥55 岁）、吸烟、低 HDL-C、肥胖和早发缺血性心血管疾病家族史。
* 冠心病等危症是指非冠心病者 10 年内发生主要冠状动脉事件的危险与已患冠心病者同等，新发和复发缺血性心血管病事件的危险>15%，以下情况属于冠心病等危症：（1）有临床表现的冠状动脉以外动脉的动脉粥样硬化：包括缺血性脑卒中、周围动脉疾病、腹主动脉瘤和症状性颈动脉病（如短暂性脑缺血）等。（2）糖尿病：过去将糖尿病列为心血管病的危险因素，近年来发现其重要性远不止此。（3）有多种危险因素具发生主要冠状动脉事件的危险相当于已确立的冠心病，心肌梗死或冠心病死亡的 10 年危险>20%。

表 1-2　血脂异常患者开始调脂治疗的 TC 和 LDL-C 值及其目标值

危险等级	TLC 开始	药物治疗开始	治疗目标值
低危：10 年危险性<5%	TC≥6.22mmol/L（240mg/dl） LDL-C≥4.14mmol/L（160mg/dl）	TC≥6.99mmol/L（270mg/dl） LDL-C≥4.92mmol/L（190mg/dl）	TC<6.22mmol/L（240mg/dl） LDL-C<4.14mmol/L（160mg/dl）
中危：10 年危险性 5%～10%	TC≥5.18mmol/L（200mg/dl） LDL-C≥3.37mmol/L（130mg/dl）	TC≥6.22mmol/L（240mg/dl） LDL-C≥4.14mmol/L（160mg/dl）	TC<5.18mmol/L（200mg/dl） LDL-C<3.37mmol/L（130mg/dl）
高危：CHD 或 CHD 等危症，或 10 年危险性 10%～15%	TC≥4.14mmol/L（160mg/dl） LDL-C≥2.59mmol/L（100mg/dl）	TC≥4.14mmol/L（160mg/dl） LDL-C≥2.59mmol/L（100mg/dl）	TC<4.14mmol/L（160mg/dl） LDL-C<2.59mmol/L（100mg/dl）
极高危：急性冠脉综合征或缺血性心血管疾病合并糖尿病	TC≥3.11mmol/L（120mg/dl） LDL-C≥2.07mmol/L（80mg/dl）	TC≥4.14mmol/L（160mg/dl） LDL-C≥2.07mmol/L（80mg/dl）	TC<3.11mmol/L（120mg/dl） LDL-C<2.07mmol/L（80mg/dl）

2011 年 ESC 血脂异常防治指南是患者胆固醇水平达峰时可参考的最新循证医学证据，采用指南推荐的 SCORE 评分，估测该患者 10 年心血管风险处于 5%～10%，属于高危组，降脂目标值为 LDL-C<2.6mmol/L。而此时患者未坚持规范治疗，LDL-C 波动于 2.3～5.3mmol/L，总胆固醇波动在 3.9～7.1mmol/L。直至 2013 年之后患者才开始使用他汀类药物，LDL-C 波动范围为 2.1～2.38mmol/L（见图 1-1），血脂控制达标。

大量临床研究反复证实，无论采取何种药物或措施，只要能使血清 LDL-C 水平下降，就可稳定、延缓或消退动脉粥样硬化病变，并能显著减少动脉粥样硬化性心血管疾病（atherosclerosis cardiovascular disease，ASCVD）的发生率、致残率和死亡率。国内外血脂异常防治指南均强调，LDL-C 在 ASCVD 发病中起着核心作用，提倡以降低血清 LDL-C 水平来防控 ASCVD 危险，推荐以 LDL-C 为首要干预靶点（Ⅰ类推荐，A 级证据）。本例患者 2008 年发现血脂异常，直到 2013 年才开始接受他汀类药物干预，有长达 5 年的"空窗期"，推测在此期间冠状动脉粥样硬化逐步进展，尽管后期 LDL-C 控制达标，但已经无法控制动脉粥样硬化发展进程，最后到 2015 年出现缺血事件（初发劳力性心绞痛），这一过程历时 7 年余，这期间国内外血脂异常防治理念不断更新，随着研究证据的积累，降脂目标值也是强调"The lower is the better"。这种情况提示我们：发现血脂异常应该进行正规治疗；评估心血管危险需要动态跟踪，根据风险级别及时调整治疗目标，按照最新循证医学证据优化治疗方案，以使患者最大获益。需要关注的是，即便血脂控制达标，也不能高枕无忧，还要关注剩余风险。最新的胆固醇治疗试验（CTT）荟萃分析显示（包括 25 个有关他汀研究，155 613 例患者，其中既有安慰剂对照研究，又有活性药物对照）：LDL-C 每降低 1mmol/L，冠状动脉事件可减少 23%（相对发生率），但仍有 77%（相对发生率）的冠状动脉事件剩余风险。

在临床实践中发现即便主要危险因素得到很好防治，但未能完全控制心血管疾病的发生发展，目前认为主要是存在心血管疾病剩余风险（residual risk）。目前认为剩余风险包含两个概念：总的剩余风险和血脂剩余风险。其中血脂异常是心血管疾病的主要剩余风险，主要包括甘油三酯（triglyceride，TG）升高和高密度脂蛋白胆固醇（high-density lipoprotein cholesterol，HDL-C）降低，而其他一些因素也是心血管疾病剩余风险的重要组成，如尿酸、同型半胱氨酸（homocysteine，HCY）、纤维蛋白原（fibrinogen）及C反应蛋白（C-reactive protein，CRP）等。因心血管疾病剩余风险的存在，目前尚无法完全控制心血管事件的发生、发展；同时，由于心血管剩余风险的因素至今为止还处于探索阶段，导致心血管医生面临着巨大的挑战，对此问题的进一步研究也凸显重要。虽然本例患者住院期间未进行心血管剩余风险的评估，但不能完全排除相关影响。

小 贴 士

◇ 动脉粥样硬化性疾病发病过程缓慢，在出现临床症状之前有较长的潜伏期，此时忽视心血管危险因素的管理可能会带来严重后果。

◇ 临床医生应该掌握常用的心血管风险评估工具，并对所有有危险因素的患者进行动态评估，根据风险级别及时调整治疗目标。

◇ 临床工作中应掌握最新循证医学证据，制定个体化的精准治疗方案，力争使患者的获益最大化。

（张秀锦 张 璐 武彩娥）

参 考 文 献

[1] WILSON P W，D'AGOSTINO R B，LEVY D，et al. Prediction of coronary heart disease using risk factor categories[J]. Circulation，1998，97（18）：1837-1847.

[2] Expert Panel on Detection，Evaluation，and Treatment of High Blood Cholesterol in Adults. Executive summary of the third report of National Cholesterol Education Program（NCEP）expert panel on detection，evaluation，and treatment of high blood cholesterol in adults（Adults Treatment Panel Ⅲ）[J]. JAMA，2001，285（19）：2486-2497.

[3] 国家"十五"攻关"冠心病、脑卒中综合危险度评估及干预方案的研究"课题组. 国人缺血性心血管病发病危险的评估方法及简易评估工具的开发研究[J]. 中华心血管病杂志，2003，31（12）：893-901.

[4] 中国成人血脂异常防治指南制订联合委员会. 中国成人血脂异常防治指南[J]. 中华心血管病杂志，2007，35（5）：390-419.

[5] European Association for Cardiovascular Prevention & Rehabilitation，REINER Z，CATAPANO A L，et al. ESC/EAS Guidelines for the management of dyslipidaemias：the Task Force for the management of dyslipidaemias of the European Society of Cardiology（ESC）and the European Atherosclerosis Society（EAS）[J]. Eur Heart J，2011，32（14）：1769-1818.

[6] DELAHOY P J，MAGLIANO D J，WEBB K，et al.The relationship between reduction in low-density lipoprotein cholesterol by statins and reduction in risk of cardiovascular outcomes：an updated meta-analysis [J]. Clin Ther，2009，31（2）：236-244.

[7] 中华医学会心血管病学分会，中国老年学学会心脑血管病专业委员会. 血脂相关性心血管剩留风险控制的中国专家共识[J]. 中华心血管病杂志，2012，40（7）：547-553.

病例 2 >>>

心力衰竭合并肾功能不全患者液体潴留的处理

> **导读**：98 岁患者心脏起搏器植入术后 20 年，心脏明显扩大，近期出现慢性心力衰竭失代偿，全身重度水肿，同时合并慢性肾功能不全（CKD 4 期），口服利尿剂效果差，如何科学管理容量负荷？如何优化利尿方案？……

【病史摘要】

患者男性，98 岁，主因"反复心悸、胸闷 57 年，加重伴全身水肿 14 天"入院。患者 50 年前出现发作性心悸，心电图示频发房性及交界性期前收缩（俗称早搏），曾给予胺碘酮治疗；22 年前（1996 年）诊断阵发性房颤；20 年前（1998 年）因"病窦综合征"，行永久性心脏起搏器植入术（起搏器为 VVIR，起搏频率 50 次 /min）；13 年前（2005 年）房颤转为持续性，停用胺碘酮，给予美托洛尔（倍他乐克）控制心率及华法林抗凝治疗；10 年前（2008 年 7 月 21 日）行起搏器更换术（VERITY ADxXLSR 5156 型起搏器）。之后长期随访，胸部 X 线片显示心脏呈逐渐扩大趋势（图 2-1），脑钠肽前体（NT-proBNP）水平波动于 1 000～3 000pg/ml。自 2015 年 9 月之后 NT-proBNP 水平波动幅度明显增大（3 700～12 780pg/ml），反复胸闷、气促。自 14 天前始患者胸闷加重，平卧困难，并出现颜面、躯干及四肢水肿，口服利尿剂治疗效果差，为进一步诊治收入院。发病以来，患者精神、食欲可，体重较前明显增加，大便正常，尿量减少。

既往史：有高血压病史 58 年，最高血压为 220/110mmHg，长期服用氨氯地平、厄贝沙坦、比索洛尔等药物治疗，血压控制可。冠心病病史 54 年，长期口服单硝酸异山梨酯缓释片、硫酸氢氯吡格雷及普伐他汀治疗，病情稳定。15 年前（2002 年）发现血肌酐升高（165μmol/L），诊断为双侧肾小球良性病变，6 年前（2011 年）诊断慢性肾功能不全（CKD 4 期），其后血肌酐波动于 124～330μmol/L，给予肾衰宁胶囊、复方 α- 酮酸片、碳酸氢钠片等肾衰一体化治疗。否认肝炎、结核病史及密切接触史。

【入院时查体】

血压 138/64mmHg，神志清，颈静脉怒张，肝颈静脉回流征阳性，颜面部水肿明显，双肺底可闻及湿啰音。心率 60 次 /min，律不齐，各瓣膜听诊区未闻及病理性杂音，腹软，无压痛、反跳痛，双下肢中度水肿。

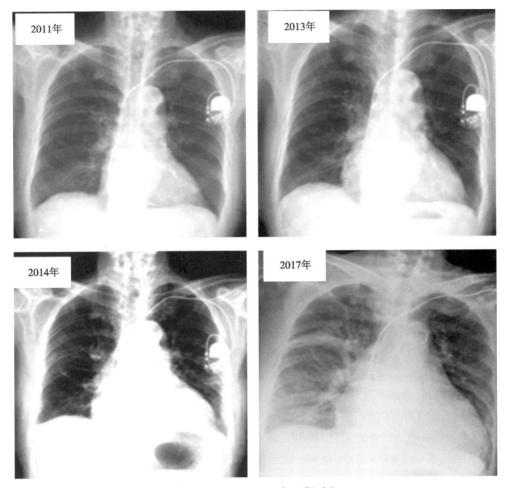

图 2-1　2011—2017 年心影对比

【辅助检查】

1. 血生化　肌酐 280μmol/L，尿素 18.7mmol/L，NT-proBNP 14 394pg/ml，肌红蛋白 162ng/ml，肌钙蛋白 I 及肌钙蛋白 T、肌酸激酶（creatine kinase，CK）、肌酸激酶同工酶（creatine kinase MB），CK-MB 均正常，CRP 正常范围。

2. 血常规　白细胞总数及中性粒细胞百分比正常范围，血红蛋白 118g/L。

3. 心电图　心室起搏心律，起搏频率 60 次 /min。

【入院诊断】

1. 慢性心力衰竭失代偿，NYHA Ⅲ 级。

2. 心律失常，病态窦房结综合征、永久性房颤、永久性心脏起搏器植入术后。

3. 慢性肾脏病，CKD 4 期。

4. 冠心病，稳定型心绞痛。

5. 高血压，3 级、极高危。

【诊治思路及首要问题】

根据该患者入院时容量超负荷的症状和体征,NT-proBNP 显著升高,考虑慢性心力衰竭急性失代偿诊断明确,需要强化利尿治疗,但同时合并慢性肾功能不全,强化利尿难以避免一定程度的肾损害加重,治疗非常棘手。首先要确立容量管理的目标,患者发病前干体重为 76kg,入院时体重 83kg,二者之差即为减容目标;其次要制订个体化的容量管理措施,控制入量,监测血压、尿量、体重等重要指标;最后要合理使用利尿剂,通过口服与静脉结合、联合应用不同作用靶点利尿剂等方法增加尿量,必要时联用改善肾血流的药物,逐步达到减容目标。

【诊疗经过】

给予严格控制入量、量出为入;监测血压、尿量、体重等指标;强化利尿治疗,利尿剂采取多靶点联合用药方案,给药方式包括口服、静脉泵入及冲击给药;并先后给予注射用重组人脑钠肽、奥普力农、左西孟旦等血管活性药改善心功能;减少降压药剂量,提升肾灌注压,改善利尿效果。治疗过程的前 2 周因患者依从性欠佳,入量控制不严格,尿量记录不准确(图 2-2),影响了治疗效果评判,体重不降反升(图 2-3),容量负荷仍在增加;2 周后经过向患者、家属及陪护人员进行容量管理重要性的宣教,提高了执行力,严格控制入量,准确记录尿量,同时不断优化治疗方案(表 2-1),患者尿量明显增加,体重逐渐下降,由最高 86kg 逐渐降至干体重 76kg,利尿剂也逐渐过渡为口服给药。

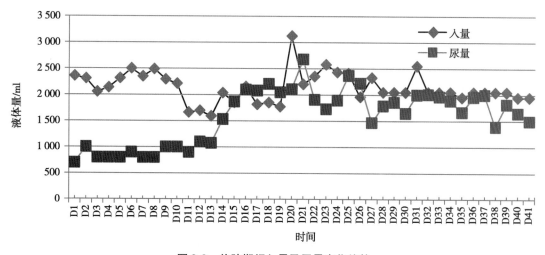

图 2-2　住院期间入量及尿量变化趋势

【最后诊断】

1. 慢性心力衰竭失代偿,NYHA Ⅲ 级。
2. 心律失常,病态窦房结综合征、永久性房颤、永久性心脏起搏器植入术后。
3. 慢性肾脏病,CKD 4 期。
4. 冠心病,稳定型心绞痛。
5. 高血压,3 级、极高危。

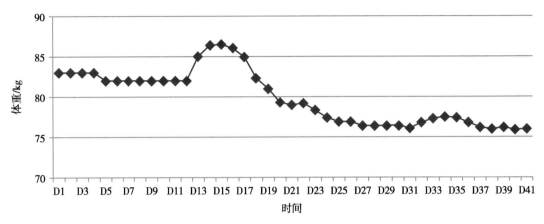

图 2-3　住院期间体重变化趋势

【临床结局】

经治疗后患者水肿消退，体重达到干体重，改为口服利尿剂后出入量保持平衡，自觉症状改善，好转出院。

【随访】

患者半年后再次因心力衰竭加重入院，救治无效死亡。

表 2-1　住院期间药物治疗方案调整经过

第一周	第二周	第三周	第四周	第五周	第六周
第 2~7 天 重组人脑钠肽 0.5mg，每日 1 次	第 8~10 天 奥普力农 10mg，每周 1 次	左西孟旦 12.5mg，每周 1 次	左西孟旦 12.5mg，每周 1 次		
第 2~7 天 托伐普坦 7.5mg，每日 1 次	第 8~11 天 托伐普坦 7.5mg，每日 1 次 第 12~14 天 托伐普坦 15mg，每日 1 次	托伐普坦 15mg，每日 1 次	托伐普坦 15mg，每日 1 次	托伐普坦 15mg，每日 1 次	托伐普坦 15mg，每日 1 次
第 1~2 天 注射用托拉塞米 20mg，每日 1 次 第 3~7 天 注射用呋塞米 40mg+ 氨茶碱 0.25g+ 生理盐水 20ml，静脉泵入 5ml/h，每日 1 次	第 8~14 天 布美他尼 1mg，每日 1 次 第 8~13 天 注射用托拉塞米 40mg+ 氨茶碱 0.25g+ 生理盐水 20ml，静脉泵入 5ml/h，每日 1 次 第 14 天 呋塞米 40mg+ 多巴胺 20mg+ 生理盐水 18ml，静脉泵入 10ml/h，每日 1 次	第 15~22 天 布美他尼 1mg，每日 1 次 第 15~21 天 呋塞米 40mg+ 多巴胺 20mg+ 生理盐水 18ml，静脉泵入 10ml/h，每日 2 次	第 21~27 天 呋塞米 40mg+ 生理盐水 18ml，静脉泵入 10ml/h，每日 2 次 第 28 天 呋塞米 40mg+ 生理盐水 18ml，静脉泵入 10ml/h，每日 2 次	第 29 天 呋塞米 40mg+ 生理盐水 18ml，静脉泵入 10ml/h，每日 1 次 第 28~30 天 托拉塞米片 10mg，每日 1 次 第 30~35 天 呋塞米片 20mg，每日 1 次 托拉塞米片 10mg，每日 1 次	第 36 天至半年后 呋塞米片 20mg，隔日 1 次 托拉塞米片 10mg，隔日 1 次

续表

第一周	第二周	第三周	第四周	第五周	第六周
螺内酯 20mg，每日 1 次	螺内酯 20mg，每日 1 次	螺内酯 20mg，每日 1 次	螺内酯 20mg，每日 1 次	螺内酯 20mg，每日 1 次	螺内酯 20mg，每日 1 次
第 3 天 停厄贝沙坦	**第 11 天** 氨氯地平 5mg/d 改为 2.5mg/d	**第 17 ~ 27 天** 达肝素钠 2 500U，每日 2 次			

【诊治心得】

在实际工作中约 30% 急性心力衰竭患者伴有肾功能恶化，约 60% 慢性失代偿性心力衰竭患者表现为肾小球滤过率下降，肾功能是心力衰竭患者远期预后的独立预测因子。心力衰竭合并肾功能不全在老年患者中很常见，二者之间在疾病发生发展过程中相互影响，即所谓心肾综合征。本例患者即为心肾综合征合并严重液体潴留，治疗过程中需要平衡多种交互因素，是一个极具挑战性的病例，很有教学价值。

（一）心力衰竭患者容量管理的原则与策略

容量负荷过重是慢性心力衰竭急性发作和绝大多数急性失代偿心力衰竭患者住院的主要原因。充分缓解心力衰竭患者的钠、水潴留，减轻容量负荷，是缓解症状、降低再住院率、提高生活质量的重要措施，同时达到干体重也是神经内分泌阻滞剂发挥正常疗效的基础，因此心力衰竭患者容量管理至关重要。在心力衰竭治疗过程中，容量状态的评估既是关键点，也是难点所在。2018 年，中国医师协会心力衰竭专业委员会发布了《心力衰竭容量管理中国专家建议》，为指导临床实践提供了有力依据。该建议中指出完整的容量管理流程为：①准确评估容量状态；②确定容量管理目标；③选择合适的治疗措施；④制订个体化的容量管理方案。

第一步：容量状态评估（图 2-4）。

容量状态评估是容量管理的基础。目前临床首先根据患者症状和体征进行容量状态分析，再通过常规的辅助检查来判断患者的容量状态，如果无创方法还不能判断患者容量状态，或者患者病情非常严重时，可以进行有创检查评估容量状态，指导治疗。总体容量状态分为容量正常、容量超负荷、容量不足 3 种情况；容量分布包括肺循环淤血、体循环淤血 2 种情况；血容量增加的组分是指红细胞和血浆容量占比。

本例患者入院时的临床症状为胸闷、气促、全身水肿，阳性体征包括颈静脉怒张、肝颈静脉回流征阳性、颜面部水肿、双肺底湿啰音及双下肢中度水肿，辅助检查的阳性结果包括心脏扩大、NT-proBNP 显著升高，结合病史综合判断该患者存在容量超负荷，容量分布以体循环淤血为主。

第二步：确定容量管理的目标。

急性失代偿性心力衰竭的主要治疗目标是有效纠正容量超负荷。将患者入院时体重与干体重（出现淤血症状和体征前的体重）做比较，其差值即为减容目标，可通过尿量或液体平衡来衡量治疗效果；如果评估容量负荷重，每日尿量目标可以为 3 000~5 000ml，直至达到最佳容量状态，保持每天出入量负平衡 500ml，每日体重下降 0.5kg，严重肺水肿者负平衡为 1 000~2 000ml/d，甚至更高。慢性心力衰竭的治疗目标是长期维持稳定的正常容量状态。

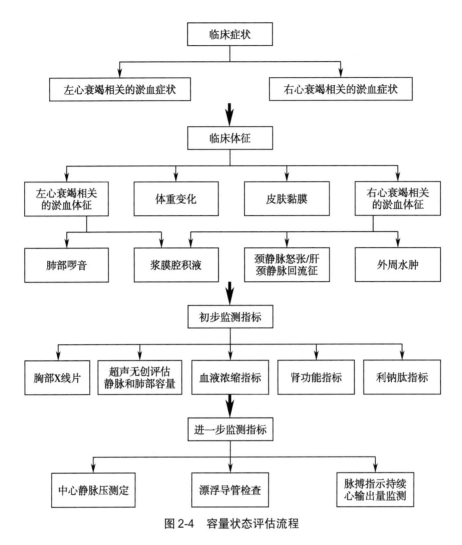

图 2-4 容量状态评估流程

本例患者发病前干体重为 76kg,入院时体重 83kg,二者之差即为减容目标,经精心调整治疗方案,逐步达到液体负平衡状态(见图 2-2),与之对应的是体重开始下降(见图 2-3),并逐渐下降至干体重 76kg。

第三步:选择合适的治疗措施。

首先是生活方式管理,教育患者自我管理,监测体重、尿量的变化,可以及时发现病情变化,及早到医院治疗。

其次是根据环境及自身状态调整液体摄入量。慢性心力衰竭 D 期患者入量控制在 1.5~2L/d;体重<85kg 者,液体入量为 30ml/kg;体重>85kg 者,液体入量为 35ml/kg。急性心力衰竭液体摄入量控制更严格,1 500~2 000ml。限制钠的摄入量<2g/d。注意监测血钠、血钾。

本例患者处于慢性心力衰竭 C 期,但因存在急性失代偿,且合并肾功能不全,如控制不利,很可能进展至 D 期,故给予严格控制入量<2 000ml。入院后的前两周,由于不习惯使用接尿器,未能准确记录尿量,以至于干扰了对治疗效果的判断。医生在发现问题后,及时与患者本人及家属沟通,取得患者配合,为成功治疗打下了基础。

最后是选择合适的利尿剂治疗方案。治疗心力衰竭的药物中,利尿剂是唯一能够充分控制液体潴留的药物,是急、慢性心力衰竭治疗的基石之一。利尿剂包括四大类,即袢利尿剂、噻嗪类利尿剂、保钾利尿剂和血管加压素 V_2 受体拮抗剂。临床上存在心源性水肿情况下,常常遇到大剂量利尿剂的利尿作用减弱或消失的临床状态,或尽管利尿剂的剂量递增,仍无法充分控制液体潴留和淤血症状,定义为利尿剂抵抗。针对利尿剂抵抗,首先纠正可能影响利尿剂反应性的临床因素:限制钠摄入、避免使用非甾体抗炎药(nonsteroidal anti-inflammatory drugs, NSAIDs)、纠正低钠血症、纠正低蛋白血症、纠正低血压;其次是采用综合性容量管理手段,可以通过增加袢利尿剂的剂量,或者将口服剂型改为静脉剂型或更换袢利尿剂种类;联合应用不同种类的利尿剂;袢利尿剂联用血管加压素 V_2 受体拮抗剂;联用改善肾血流量的药物;血液超滤、血液透析滤过或腹膜透析;其他治疗,如腹水的患者可行腹腔穿刺引流。

该患者的治疗(见表 1-1)即采用了联合应用不同靶点利尿剂的方案,辅之以小剂量多巴胺、氨茶碱等有利于改善肾灌注的药物,并尝试使用注射用重组人脑钠肽、奥普力农、左西孟旦等改善心功能的药物治疗,同时减少降压药剂量,提升血压,针对血浆 D- 二聚体(D-dimer)升高,给予低剂量达肝素钠抗凝治疗。由图 2-2 可以看到,在入院 2 周后尿量显著增加,说明肾灌注得到改善,利尿剂抵抗状态逆转。

(二)心肾综合征患者水负荷过重的处理

容量管理的目的是使心力衰竭患者达到个体化的最佳容量平衡状态。当心功能不全同时合并肾功能不全时,水负荷过重的发生几乎是必然的。心力衰竭和心肾综合征患者对水负荷的耐受窗口较窄,稍有偏差可能引起病情恶化。2008 年,Ronco 等将心脏和肾脏其中某一器官的急性或慢性功能异常引起另一器官的急性或慢性功能障碍的病理生理过程定义为心肾综合征(cardio-renal syndrome, CRS),并根据不同病理生理特点及病程长短将 CRS 分为 5 型(表 2-2),其中由心功能不全为始动因素引起的 CRS 分为 CRS 1 型及 CRS 2 型。不同类型的 CRS 在症状和体征方面有所不同,但是容量负荷过重是导致患者再入院和不良预后的共同原因。

表 2-2　心肾综合征的分型

分型	定义
急性心肾综合征(CRS 1 型)	急性心功能不全,如急性失代偿性心力衰竭导致的急性肾损伤
慢性心肾综合征(CRS 2 型)	慢性心功能不全导致的慢性肾功能不全
急性肾心综合征(CRS 3 型)	急性肾功能恶化导致的急性心功能不全
慢性肾心综合征(CRS 4 型)	慢性肾脏病导致的心功能不全
继发性心肾综合征(CRS 5 型)	全身系统性疾病(如败血症、糖尿病、系统性红斑狼疮、淀粉样变、血管炎等)导致心、肾功能同时异常

心肾综合征的发病机制较为复杂,目前公认的包括交感神经系统过度兴奋、肾素 - 血管紧张素 - 醛固酮系统过度激活、血流动力学障碍、贫血、炎症反应、氧化应激、分子信号通路异常、药物影响等。针对上述病理生理过程,2012 年 Ronco 等提出了心肾综合征相关容量负荷过重综合管理的"5Bs 原则",即液体平衡(balance of fluids)、血压(blood pressure)、生物标记物(biomarkers)、生物电阻抗矢量分析法(bioimpedancevector analysis)及血容量(blood volume)。5Bs 原则是对《心力衰竭容量管理中国专家建议》很好的补充,二者结合使用,可以让医生在处置心力衰竭或心肾综合征伴液体潴留时胸有成竹。

1. 液体平衡(balance of fluids)　液体平衡通常定义为每天所有摄入量和排出量的差

值,通常不包括不显性失水(因与体重无关)。虽然健康人对液体平衡变化具有一定程度的耐受性和顺应性,但心力衰竭患者耐受窗口较窄,即使与最佳液体平衡之间存在小的偏差也可出现明显的并发症。过度限制入量可能导致血容量不足,出现低血压、休克和肾功能障碍等并发症的风险增加。相反,液体超负荷的后果主要是组织水肿。不同器官的组织水肿可能导致氧合障碍及代谢产物扩散受损、组织结构扭曲、毛细血管血流阻塞和淋巴引流受阻,以及细胞间相互作用紊乱,最后导致器官功能障碍。在实践中,保持液体平衡的方法是在保证灌注的同时不造成器官伤害。

根据临床症状和体征及特定的辅助检查评估患者容量状态,侵入性监测包括中心静脉压、肺动脉压、心输出量、容量反应性,超声心动图和生物阻抗的使用可以提供诊断信息。胸部 X 线检查对于评估容量负荷是一种钝性工具,灵敏度和特异性较差,仅适用于严重容量超负荷病例的诊断。精确测量体重是一个很好的起点。

2. 血压(bloodpressure)　容量相关血压变化出现较晚,用于评估容量状态不太可靠。因为在生理范围内血压和灌注相关,尽管容量状态有很大波动,但通过一系列的代偿反应可以使血压保持恒定。此外,药物治疗、并存的潜在疾病也可能钝化血压对容量的反应。因此,单纯的血压正常不能排除容量失衡的可能性,而血压异常表明患者的容量状态失衡程度已超出了内源性代偿能力。在存在低血压状态时,应考虑血流动力学的 3 个基石——容量(有效容量与总量)、心输出量和血管张力。每个指标都需要特别注意和充分的治疗。

3. 生物标记物(biomarkers)　有很多备选指标用于 CRS 急性和慢性损伤的诊断和预后评估。最常用的心力衰竭标记物是脑钠肽(brain natriuretic peptide,BNP)。BNP 是心肌在压力或容量刺激下产生的一种激素,可以帮助鉴别呼吸困难的原因。脑钠肽水平升高(NT-proBNP>900pg/ml 或 BNP>400pg/ml)在急性心力衰竭中的阳性预测值为 90%;而低脑钠肽水平(NT-proBNP<300pg/ml 或 BNP<100pg/ml)提示其他诊断,阴性预测值接近 90%。NT-proBNP 在 300~900pg/ml 或 BNP 在 100~400pg/ml 为灰色区域,其诊断价值不确定,建议联合其他指标评价。

脑钠肽有几个局限性。因为任何心肌应激(如心肌梗死)都可能导致 BNP 升高,所以在解释结果时考虑临床情况是很重要的。此外,肾功能不全时出现非心力衰竭原因脑钠肽水平升高,其升高水平与肾损伤的严重程度成比例增加。一些研究人员表示,存在肾功能不全时,诊断心力衰竭(heart failure,HF)的 BNP 临界值应加倍。肥胖是另一个 BNP 的混杂因素,脑钠肽水平与体重之间呈负相关。如果 BMI>35kg/m^2,则测得的 BNP 应加倍以提高用于心力衰竭诊断的灵敏度。

肾损伤生物标志物包括细胞损伤和细胞死亡两大类(血清肌酐和血尿素氮增加)指标。中性粒细胞明胶酶相关脂质运载蛋白(neutrophil glitanase-associated lipid carrier protein,NGAL)是脂质运载蛋白家族的成员。通常由肾小管细胞产生,尿液和血清中的水平很低。然而,在肾脏缺血、脓毒性或毒性损伤后,NGAL 的合成显著增加。NGAL 已被证明是一种无创的、精准预测急性肾损伤(acute kidney injury,AKI)的生物标志物,其敏感性和特异性均较高。血尿素氮和肌酐是肾损伤的极晚期指标。NGAL 与 BNP 结合,可能是目前用于诊断急性 CRS 1 型最有效的证据。BNP 可能提供液体超负荷的早期证据,NGAL 表明肾脏受损,两种测量都可以使用便携式设备在床边进行。

在 5B 原则中,生物标志物代表了诊断 HF 的基石,其有助于评估患者湿和干两种状态。同时，对 AKI 生物标志物的评估可能有助于确定患者 AKI 发生的风险，或者可以比平时更早诊断出 AKI 患者。BNP 和 NGAL 联合代表了最先进的诊断组套，用于早期识别轻型 CRS 1 型患者，及时调整治疗方法，从而防止进一步损害。

4. 生物电阻抗矢量分析法（bioimpedance vector analysis，BIVA） BIVA 是一种无创的床旁容量评估技术，可在几分钟内完成。BIVA 基于电学原理，即身体是具有给定电阻（通过细胞内和细胞外溶液的电流方向相反）和电抗（细胞存储能量的电容）的电路。使用 BIVA，可以通过在手腕和同侧脚踝的背部放置一对电极，然后向身体施加 50kHz 电流来测量全身水分。以图形方式显示 BIVA，相对水合程度以向量长度表示。较短的向量与容量过载相关，而较长的向量相当于容量耗竭。BIVA 是评估全身水分的绝佳指标。文献报道表明该技术与容量评估的"金标准"——氘稀释技术有很强的相关性（$r=0.99$）。与人体测量参数相比，它在诊断容量超负荷方面更胜一筹，在检测水肿方面灵敏度达 88%，特异性达 87%。最准确的容量状态评估是通过 BIVA 和 BNP 结合（AUROC，0.989；SE，0.005），其精确度超过单独的 BNP 或 BIVA。BIVA 参数改善结合 BNP 下降至 <250pg/ml，意味着容量管理的成功。

5. 血容量（blood volume） 对于因液体超负荷或其他适应证正在接受肾脏替代治疗（renal replacement therapy，RRT）的患者，由于治疗期间可能导致血容量大幅波动，除了 BIVA 和 BNP 之外，同时监测血压会增加安全性。对患者状态和液体清除过程的动态评估，有助于避免过度超滤导致血容量减少、机体脱水。超滤速度过快时，有效循环血容量不能被组织间液同步补充，可导致低血压、心肌顿抑、心律失常等，同时导致肾功能进一步恶化。降低超滤速度（2～3ml/min），避免血容量变化引起的血流动力学异常，可以同时保护心、肾功能。

小贴士

◇ 心肾综合征在老年人中非常常见，治疗过程中需要综合考虑血容量、血压、肾功能等多种因素的交互影响，治疗难度大。

◇ 心力衰竭患者容量管理的成败直接影响临床结局，2018年《心力衰竭容量管理中国专家建议》为临床实践总结了切实可行的容量管理流程，指出准确评估容量状态、确定容量管理目标、选择合适的治疗措施、制定个体化的容量管理方案是治疗成功的保证，值得学习和运用。

◇ Ronco 等提出的心肾综合征相关容量负荷过重综合管理"5Bs原则"，是对《心力衰竭容量管理中国专家建议》很好的补充，二者结合使用，有助于制定更加精准、科学的治疗方案。

（张秀锦 王 曦 王 浩 张 丽）

参 考 文 献

[1] 中国医师协会心力衰竭专业委员会，中华心力衰竭和心肌病杂志编辑委员会. 心力衰竭容量管理中国专家建议[J]. 中华心力衰竭和心肌病杂志，2018，2（1）：8-16.

[2] RONCO C，HAAPIO M，HOUSE A A, et al.Cardiorenal syndrome[J]. J Am Coll Cardiol, 2008，52（19）：1527-1539.

[3] RONCO C，KAUSHIK M，VALLE R, et al.Diagnosis and management of fluid overload in heart failure and cardio-renal syndrome：the "5B" approach[J]. Semin Nephrol, 2012，32（1）：129-141.

病例 3 »»»

如何更好地使用新型排水利尿剂托伐普坦

> **导读**：97 岁高龄患者，在慢性心功能不全的基础上出现急性左心衰竭，同时合并利尿剂抵抗，原有的利尿剂方案效果欠佳，如何进一步调整利尿剂？传统利尿剂与新型利尿剂联合使用是否有更多获益？安全性又如何？

【病史摘要】

患者男性，97 岁，主因"发作性憋喘 1 年，加重 2 天"以"慢性心功能不全"收住院。患者于 2017 年 3 月出现活动后胸闷、憋气、呼吸急促。后上述症状逐渐频繁发作，伴双下肢轻度水肿。2017 年 9 月出现发热、痰量增多、喘憋较前加重。

既往史：1964 年诊断为高血压，最高血压为 190/90mmHg，长期口服降压药物，血压控制可。1970 年诊断为冠心病，长期服用冠心病二级预防药物。2005 年 7 月行冠状动脉造影显示，回旋支第一钝缘支 90% 狭窄，植入 1 枚支架。2017 年 3 月诊断为急性非 ST 段抬高型心肌梗死。2006 年 1 月诊断为阵发性房颤，最慢心率为 30 次 /min，行永久性心脏起搏器植入术，术后长期服用胺碘酮及美托洛尔治疗，仍间断有快速房颤发作。2014 年诊断为主动脉瓣中度狭窄伴轻度关闭不全。2017 年 4 月因双肺肺炎、I 型呼吸衰竭，给予经鼻气管插管，2017 年 6 月 15 日行气管切开，持续呼吸机辅助呼吸，肺部感染反复发生。2005 年诊断为慢性肾功能不全 3 期。

【入院时查体】

体温 37.3℃，血压 145/65mmHg，脉搏 70 次 /min，呼吸 18 次 /min。

呼吸机辅助呼吸，双肺听诊呼吸音粗，双下肺呼吸音低，双肺未闻及明显干、湿啰音。心界向左扩大，心率 70 次 /min，律齐，主动脉瓣听诊区可闻及 3/6 级全收缩期吹风样杂音，广泛传导。双侧胫前、踝部及足背轻度凹陷性水肿。

【辅助检查】

1. 血生化　血清肌酐 123μmol/L，白蛋白 28.9g/L，血钠 136mmol/L。
2. 心肌酶　高敏肌钙蛋白 I 0.162μg/L，肌酸激酶 8.7U/L，NT-proBNP 3301pg/ml。
3. 心电图　房室顺序起搏心律。
4. 胸部 X 线检查　双肺肺炎，右侧胸腔积液。

5．心脏超声　静息状态下可见左室壁弥漫性运动减弱，左室收缩功能减低，EF 46%，肺动脉压增高，主动脉瓣中度狭窄伴轻度关闭不全（钙化性），左房轻度增大。

【入院诊断】

1．慢性心功能不全，NYHA Ⅲ级。

2．冠心病，稳定型心绞痛、陈旧性心肌梗死、PCI 术后。

3．高血压，3 级、极高危。

4．心律失常，阵发性房颤、永久性心脏起搏器植入术后。

5．老年退行性心脏瓣膜病，主动脉瓣狭窄（中度）、主动脉瓣反流。

6．双肺肺炎、Ⅰ型呼吸衰竭、气管切开术后。

7．胸腔积液。

8．慢性肾功能不全，CKD 3 期。

【诊疗思路及首要问题】

该患者系慢性心功能不全的基础上合并肺部感染，诱发急性左心衰竭，既往长期使用呋塞米、氢氯噻嗪片、螺内酯、托拉塞米注射液等多种药物利尿治疗，效果不理想。如何优化治疗方案？在原有利尿剂方案的基础上加用托伐普坦，能否进一步改善尿量？是否有额外获益？出现利尿剂抵抗后继续使用托伐普坦，利尿效果如何？托伐普坦对于老年心力衰竭患者血清钠的影响？如何应对心力衰竭患者容量负荷超载与有效循环血容量不足之间的矛盾？

【诊治经过】

在原有利尿剂方案的基础上，于 2017 年 9 月加用托伐普坦 15mg，1 次 /d。观察患者尿量较前每日增加 500～1 000ml，血清肌酐在加用托伐普坦初期逐渐下降，由 120μmol/L 降至 90μmol/L 左右。加用托伐普坦 2 周后血清钠由 136mmol/L 升至 152mmol/L，随即停用托伐普坦，停药 1 周后血清钠降至 148mmol/L。2018 年 1 月，患者病情恶化，再次出现肺部感染，急性左心衰竭反复发作，肾功能亦较前恶化，NT-proBNP、血清肌酐均较前上升。每日入量为 2 400ml，尿量为 700～900ml。利尿剂增加至呋塞米注射液 120mg/d，托拉塞米注射液 40mg/d，氢氯噻嗪片 25mg/d，同时使用注射用重组人脑钠肽 0.5mg/d。再次加用托伐普坦 7.5mg，隔日 1 次，患者尿量由用药前 700～900ml/d 增加至 930～1 400ml/d。监测血清钠波动在 140～148mmol/L。

【最后诊断】

1．慢性心功能不全急性加重。

2．冠心病，稳定型心绞痛、陈旧性心肌梗死、PCI 术后。

3．高血压，3 级、极高危。

4．心律失常，阵发性房颤、永久性心脏起搏器植入术后。

5．老年退行性心脏瓣膜病，主动脉瓣狭窄（中度）、主动脉瓣关闭不全。

6．双肺肺炎、Ⅰ型呼吸衰竭、气管切开术后。

7. 胸腔积液。

8. 慢性肾功能不全,3 期

【随访】

患者最终因感染性休克、多脏器功能衰竭抢救无效死亡。

【诊治心得】

该患者肺部感染及慢性心功能不全急性加重始终贯穿整个病程。在第一阶段(2017 年 9 月),经有效控制肺部感染,患者病情相对稳定,生命体征平稳,利尿剂总量相对固定:给予托拉塞米注射液 20mg/d,螺内酯 20mg/d,每日入量为 2 400ml 左右,尿量为 1 200ml 左右。在此利尿基础上加用托伐普坦 15mg/d,尿量较前明显增加。

对于心力衰竭患者,在原有利尿治疗方案的基础上加用托伐普坦,除了增加尿量以外,是否能有额外获益? 首先,患者心力衰竭症状加重,本身说明既往使用的袢利尿剂效果欠佳,加用不同类型利尿剂是合理策略。其次,袢利尿剂固有的缺陷如肾毒性、神经内分泌激活等,在剂量增加的同时相关不良反应亦增加。有研究对 NYHA Ⅲ~Ⅳ级慢性心力衰竭患者给予呋塞米 40mg+ 阿米洛利 5mg,1 个月后复查血浆肾素活性、血浆醛固酮水平均较用药前显著升高。2005 年梅奥诊所研究显示,呋塞米降低肾血流,托伐普坦增加肾血流,且都有显著统计学差异。2016 年 Jujo 等针对托伐普坦与呋塞米的头对头研究显示,托伐普坦不增加心力衰竭患者血肾素、醛固酮水平,可改善肾功能,呋塞米恶化肾功能。该患者在 2017 年 9 月服用托伐普坦 15mg/d,2 周后复查血清肌酐由 120μmol/L 降至 90μmol/L。托伐普坦增加肾血流、与袢利尿剂联用时降低后者使用剂量及其肾脏不良反应可能是该患者血清肌酐下降的原因。

患者在使用托伐普坦 15mg/d 共 2 周后,血清钠从 136mmol/L 升至 152mmol/L,停药 1 周后血清钠降至 148mmol/L。研究显示,作为排水为主的利尿剂,托伐普坦使用过程中出现高钠血症总体发生率为 4.2%,发生高钠的危险因素主要有基线水平高钠血症、低钾血症和托伐普坦起始剂量比较高。80 岁以上的患者高钠血症的发生率较高,考虑其原因主要包括:老年患者身体总水分减少、口渴感减弱、吞咽困难,水分摄取量减少,肾脏的储钠、储水功能降低等。因此,在老年患者使用托伐普坦的过程中,注意从低剂量开始使用,管理好出入量,密切观察患者容量和电解质情况。

随着患者病情进展如肺部感染加重、反复出现急性左心衰竭、肾功能进一步恶化,每日口服及静脉利尿剂总量亦呈逐渐增加的趋势。2018 年 1 月增加至呋塞米注射液 120mg/d,托拉塞米注射液 40mg/d,氢氯噻嗪片 25mg/d,注射用重组人脑钠肽 0.5mg/d。即使如此,患者(体重 80kg)每日入量为 2 400ml 左右,每日尿量为 700~900ml。根据利尿剂抵抗的定义:每日静脉呋塞米剂量≥80mg 或相当于上述呋塞米的日剂量,但仍不能达到合适的尿量 [0.5~1.0ml/(kg·h)]。按照患者千克体重来计算,该患者每日尿量达不到 960~1 920ml/d,考虑利尿剂抵抗的诊断成立。因此,在上述利尿剂治疗基础上,再次加用托伐普坦 7.5mg,隔日 1 次,患者尿量用药前的 700~900ml/d 增加至 930~1 400ml/d。监测血清钠波动在 140~148mmol/L。

目前,改善利尿剂抵抗已到了联合脱水治疗的时代,传统利尿剂与新型利尿剂如托伐普坦等联合使用,可最大限度发挥不同类型利尿剂的作用。其次,利尿剂抵抗的患者多合并低白蛋白血症。研究显示,呋塞米与白蛋白结合经血流到达肾脏近曲小管表皮细胞,通过有机阴离子转运蛋白的作用,被转运到肾小管的管腔,随原尿运行到髓袢(又称亨利袢)的升段发挥作用。当白蛋白水平低时,转运到肾小管管腔面的呋塞米减少,效果下降。该患者当时血清白蛋白水平在 25.6～29.7mmol/L,虽然间断给予人血白蛋白注射液静脉输入,但因患者高龄、多种疾病消耗,血清白蛋白改善不明显。在此基础上加用托伐普坦,主要是考虑托伐普坦在血管面与血管加压素受体结合发挥作用,不需要被转运到管腔,因此,托伐普坦作用不受低白蛋白血症的影响,对于伴有低白蛋白血症的利尿剂抵抗的患者依然有效。

该患者病情进展至后期,表现为腰骶部、双下肢、阴囊水肿及双侧胸腔积液,血压偏低,加强利尿后血压常波动在 85～100/50～60mmHg,提示存在容量负荷超载与有效循环血容量不足。如何应对二者之间的矛盾,是心力衰竭晚期临床常见的难题。此时,过度使用袢利尿剂,不仅不能消除浆膜腔内水肿,反而会导致循环池容量快速下降,导致肾灌注不足,有可能进一步加重水钠潴留。而排水利尿剂托伐普坦对循环池容量减少不那么明显,相对更多减少细胞内和细胞间隙的多余水分。排水利尿剂更多减少血管内自由水,提高血管内渗透压,这使得组织间隙甚至细胞内水分快速向循环池移动。这样既有利于维持循环池容量、维持肾脏灌注、不活化神经内分泌,同时更好消除组织器官淤血。本例患者在后期间断加用托伐普坦,仍可以改善利尿效果,同时对血压无明显影响。

小 贴 士

◇ 目前已进入联合利尿的时代,新型利尿剂托伐普坦与传统利尿剂联合应用可明显改善利尿效果,并减少传统利尿剂的肾损伤、神经内分泌激活。

◇ 在利尿剂抵抗情况下应用托伐普坦对利尿效果仍有改善。

◇ 托伐普坦可以改善细胞内、细胞间隙水肿,对血压影响小,可用于容量负荷超载与有效循环血容量不足的患者。

◇ 对于高龄老年重症患者,应用托伐普坦要从小剂量开始使用,及时监测电解质,避免引起血钠升高。

（郑　瑾　王　亮　骆雷鸣）

参 考 文 献

[1] BAYLISS J, NORELL M, CANEPA-ANSON R, et al. Untreated heart failure: clinical and neuroendocrine effects of introducing diuretics[J]. Br Heart J, 1987, 57(1): 17-22.

[2] COSTELLO-BOERRIGTER L C, SMITH W B, BOERRIGTER G, et al. Vasopressin-2-receptor antagonism augments water excretion without changes in renal hemodynamics or sodium and potassium excretion in human heart failure[J]. Am J Physiol Renal Physiol, 2006, 290(2): F273-F278.

[3] JUJO K, SAITO K, ISHIDA I, et al.Randomized pilot trial comparing tolvaptan with furosemide on renal and neurohumoral effects in acute heart failure[J]. ESC Heart Fail, 2016, 3(3): 177-188.

病例 4 >>>

阵发性房颤射频消融术后抗凝治疗的原则

导读: 老年患者,因阵发性房颤入院,口服抗心律失常药物过程中出现窦性心动过缓,最长 R-R 间期 2.4 秒。下一步是继续抗心律失常药物治疗,还是考虑射频消融手术?如果实施房颤射频消融治疗,如何规范围术期及术后长期抗凝治疗方案?

【病史摘要】

患者男性,71 岁,主因"阵发性心悸 4 个月余"以"心律失常 阵发性房颤"收住院。患者缘于 2016 年 12 月 22 日午餐后出现心悸,无胸闷、胸痛,无咳嗽、咳痰、喘憋,测血压 112/77mmHg 左右,自扪脉搏不齐,遂来我院就诊,心电图示心房颤动,收住院后给予口服胺碘酮治疗,心律转复为窦性,给予利伐沙班 10mg、1 次 /d 抗凝治疗。之后每 1~2 个月房颤发作 1 次,发作时心室率波动在 90~117 次 /min,持续 7~15 小时可自行转复,病程中无黑矇、晕厥等。2017 年 4 月 26 日 21 时心悸再发,不伴胸闷、胸痛,自测血压 140/74mmHg,脉搏 81 次 /min,急诊心电图示心房颤动,心室率 92 次 /min,遂再次收住我院治疗。

既往史:2016 年 12 月诊断为高血压 2 级(高危),长期口服贝那普利、氨氯地平等药物治疗,血压控制在 130~140/70~80mmHg。2010 年 8 月于我院胃镜提示慢性浅表性胃炎,胃(窦)活检示幽门型黏膜慢性炎,局部腺体肠化、增生,间断使用胃黏膜保护药物治疗。2002 年于原南京军区总医院查体时发现双侧颈动脉粥样斑块。

【入院时查体】

体温 36.3℃,脉搏 49 次 /min,血压 140/70mmHg。双肺呼吸音清晰,未闻及干、湿啰音。心率 49 次 /min,律齐,心音可,各瓣膜区听诊区未闻及病理性杂音。全腹无压痛及反跳痛,肝、脾肋下未触及,肝、脾、肾区无叩痛,肠鸣音 4 次 /min,双下肢无水肿。

【辅助检查】

1. 血生化 高敏肌钙蛋白 T 0.060ng/ml,高敏肌钙蛋白 I 0.005μg/L,脑钠肽前体 137.0pg/ml,肌酐 106μmol/L,钾 4.17mmol/L。

2. 心电图 窦性心动过缓伴不齐,心率 49 次 /min,QTC 0.371 秒。

3. 动态心电图 24 小时总心搏 78 570 次 /min,平均心率 54 次 /min,最高心率 75 次 /min,最低心率 39 次 /min(6:58),R-R 间期最长 2.4 秒(2:24)。

4. 心脏超声　心脏各房、室腔大小正常，室壁厚度正常，静息状态下未见明显节段室壁运动障碍。升主动脉扩张，主肺动脉增宽。主动脉瓣退行性病变，主动脉瓣轻度反流。二尖瓣、三尖瓣轻度反流。左室整体舒张功能受损。

5. 经食管超声心动图　左、右心房及心耳内未见附壁血栓及烟雾状回声。主动脉瓣、二尖瓣少量反流。

6. 胸部 X 线检查　右肺上叶陈旧性病变。

7. 冠脉 CTA　未见明显管腔狭窄，各心腔形态、大小未见异常，左侧头臂静脉变异。

【入院诊断】

1. 心律失常，阵发性心房颤动。
2. 高血压，2 级、高危。
3. 双侧颈动脉粥样硬化。
4. 慢性浅表性胃炎。

【诊疗思路及首要问题】

该患者在长期口服胺碘酮的情况下阵发性房颤仍反复发作，每个月 1～2 次，严重影响生活质量。入院后虽然房颤已转复，但下一步的治疗方案面临着一些矛盾，动态心电图显示平均心率较低（54 次 /min），继续使用抗心律失常药物有可能发生严重窦房结功能抑制，甚至出现严重缓慢型心律失常，必要时需考虑起搏器植入以保证患者安全。患者心脏超声显示左右心房无明显扩大，经食管超声未发现心房血栓，射频消融治疗成功的把握较大，应优先考虑，但毕竟有创治疗有一定的风险，是继续给予抗心律失常药物治疗？还是考虑射频消融手术？需要全面分析风险与获益，并结合患者意愿制定临床决策。另外，射频消融围术期的血栓与出血风险管理、术后抗凝治疗方案及疗程都是需要考虑的问题。

【诊治经过】

入院后计算房颤的血栓及出血评分，完善各项化验检查，评估房颤射频消融术的适应证及禁忌证。患者每次房颤发作几十分钟至几小时可自缓，病程中无黑矇、晕厥，动态心电图 R-R 间期最长 2.4 秒，单纯给予抗心律失常药物治疗，有可能会进一步加重缓慢性心律失常的进展。超声心动图提示双房大小正常，符合射频消融的指征。行冠脉 CTA、经食管超声心动图，进一步了解心房结构、无心房内血栓等，无射频消融手术禁忌证。加之患者本人有明确的射频消融手术意愿，最终治疗方案选择射频消融术。

该患者 CHA$_2$DS$_2$-VASc 评分为 2 分，HASBLED 评分为 1 分，应接受抗凝治疗。围术期口服质子泵抑制剂 2～6 周，预防左心房食管瘘并发症。于 2017 年 5 月 17 日行 CARTO 指导下房颤射频消融术，手术顺利，术后安返病房，穿刺处无渗血渗液，穿刺处压沙袋 6 小时。术后复查心电图示窦性心律，长期口服利伐沙班 10mg、1 次 /d 抗凝治疗。

【最后诊断】

1. 心律失常，阵发性心房颤动、射频消融术后。
2. 高血压，2 级、高危。

3．双侧颈动脉硬化。

4．慢性浅表性胃炎。

【随访】

患者术后无不适，无心悸、胸闷、心前区疼痛，饮食、睡眠好，大小便正常。全身皮肤黏膜无出血征象。复查心脏超声未见异常，复查心电图示：窦性心动过缓，59 次 /min，校正后QT 间期为 450 毫秒。出院后定期门诊随访，至 2018 年 7 月未发现房颤发作。

【诊治心得】

自 2003—2015 年，我国的房颤射频消融患者数量已从数百例增长至 30 000 例。导管消融治疗在维持窦律方面的效果明显优于抗心律失常药物。该患者年龄<75 岁，在口服胺碘酮的过程中仍反复出现房颤发作，且动态心电图提示最低心率为 39 次 /min（6：58），R-R 间期最长为 2.4 秒（2：24），如果继续增加抗心律失常的药物，可能会导致并加重缓慢性心律失常。患者住院期间行各项化验检查提示符合射频消融术的指征，无手术禁忌证，结合患者有手术的意愿，故选择射频消融术治疗。

房颤射频消融围术期的概念是指术前 3 周、术中至术后 2～3 个月，该过程需要抗凝治疗来配合手术治疗。导管消融属于比较复杂的手术，患者的出血风险亦较高，所以在此期间对患者的管理非常重要。该患者 CHA$_2$DS$_2$-VASc 评分为 2 分，HASBLED 评分为 1 分，应接受抗凝治疗。既往长期口服利伐沙班片 10mg、1 次 /d，术前继续给予利伐沙班片 10mg、1 次 /d，术中给予肝素抗凝，监测并维持激活凝血时间（activated clotting time，ACT）300～400 秒。术后开始抗凝前，需要复查心脏超声，排除心包积液或心脏压塞。确认止血充分后，及时恢复利伐沙班的应用。

已有的临床研究提示，房颤患者在导管消融术过程中存在不同的卒中风险，所以围术期抗凝治疗显得尤为重要。2010 年发表于 *Circulation* 的一项研究显示，房颤消融患者在围术期发生症状性脑梗死的概率为 0.4%，无症状脑梗死概率为 14%。房颤患者围术期血栓形成 / 栓塞成因可能包括：①射频消融术导致内膜损伤，激活凝血系统并活化血小板；②术中左心房附壁血栓脱落、术中穿刺针和鞘内血栓、左房鞘管内血栓形成、导管表面形成血栓、气泡形成、消融损伤组织表面形成血栓和 / 或焦痂；③术后左心房、左心耳顿抑；④术后压迫止血，卧床使血流缓慢，产生高凝状态。因此，优化抗凝治疗能够明显降低围术期的血栓形成及栓塞风险。

首先，射频消融术前是否需要停用抗凝药？针对传统抗凝药华法林围术期应用的相关研究显示：围术期严格不间断华法林抗凝，可减少无症状性卒中的发生率。荟萃分析亦显示，不间断华法林抗凝不增加出血风险。但回顾性研究指出，华法林在围术期应用时，治疗窗更窄，INR>3 或 INR<2，并发症发生率增加 2 倍。因此，提示在围术期需要更严格地把控华法林的抗凝力度。近年来随着新型口服抗凝药的使用逐渐增多，针对新型口服抗凝药物在房颤射频消融术中有效性及安全性的研究亦受到关注。*JACC* 发表的研究显示，围术期持续抗凝利伐沙班与华法林的获益及安全性相当。一项单中心观察性研究共纳入了 544 例患者，以安全性事件为主要观察终点。研究证实，在射频消融围术期，利伐沙班的出血事件终点不劣于华法林，提示房颤消融围术期不停用利伐沙班同样安全。

其次,房颤导管消融术后是否需要长期抗凝治疗尚有争议,国内外相关指南均有推荐:2016 年 ESC 欧洲房颤管理指南建议所有行导管消融(IIa 类推荐,B 级证据)及外科消融(IIa 类推荐,C 级证据)的患者,术后均需至少服用抗凝药物 8 周;在消融术后表面成功复律的患者,如有高卒中风险,$CHA_2DS_2-VASc \geqslant 2$ 分仍应继续服用抗凝药。不推荐单纯以避免抗凝治疗为目的的导管消融,导管消融维持窦性心律主要是对症状及患者生活质量的改善。2018 年中国房颤专家共识指出:射频消融术后 2 个月内抗凝治疗(I 类推荐,C 级证据),术后抗凝 2 个月后是否继续抗凝,取决于患者的脑卒中风险(I 类推荐,C 级证据)高龄不应作为房颤抗凝治疗的禁忌,但应加强出凝血指标监测。中国老年房颤人群是否降低抗凝强度需要深入研究。高龄房颤患者不建议用阿司匹林等抗血小板制剂替代华法林等抗凝药物。当然,房颤消融围术期抗凝还存在很多问题,尚无指南,需要我们进一步关注。这些问题包括:①术前超声示左心房自发显影;术中肝素抗凝强度指南无专门相应推荐;②新型口服抗凝药(novel oral anticoagulants,NOACs)时代,需要更多的循证医学证据;③术前停用抗凝药的最佳时间尚不明确;④NOACs 对术中 ACT 的影响不明确;⑤术后重新启动抗栓的最佳时间有待明确。

小 贴 士

◇ 随着房颤射频消融患者数量的增加,围术期抗凝策略越来越受到重视,如何使血栓风险及出血风险降到最低是研究的重点。

◇ 既往在射频消融围术期中的抗凝方案相对不明确,手术前是否停用抗凝药?术后是否需要长期抗凝?一直是大家争论的焦点。

◇ 随着循证医学证据的不断积累,越来越多的证据显示术前不间断抗凝治疗可减少无症状性卒中的发生率,如果使用的是华法林,需要密切观察并控制 INR 的治疗窗范围,以降低出血风险。

◇ 术后是否需要长期抗凝,并不是根据患者是否有房颤发作来决定,而是依据 CHA_2DS_2-VASc 评分决定抗凝方案。

◇ 不能将射频消融作为房颤患者避免抗凝治疗的手段。

(郑 瑾 王 亮 骆雷鸣)

参 考 文 献

[1] VAZQUEZ S R, JOHNSON S A, RONDINA M T. Peri-procedural anticoagulation in patients undergoing ablation for atrial fibrillation[J]. Thromb Res, 2010, 126(2): e69-e77.

[2] VILES-GONZALEZ J F, MEHTA D.Thromboembolic risk and anticoagulation strategies in patients undergoing catheter ablation for atrial fibrillation[J]. Curr Cardiol Rep, 2011, 13(1): 38-42.

[3] TAKAHASHI A, KUWAHARA T, TAKAHASHI Y. Complications in the catheter ablation of atrial fibrillation: incidence and management[J]. Circ J, 2009, 73(2): 221-226.

[4] 黄从新,张澍,黄德嘉,等. 心房颤动:目前的认识和治疗的建议(2018)[J]. 中华心律失常学杂志,2018,22(4): 279-346.

病例 5 >>>

超高龄老年人 ST 段抬高型急性冠脉综合征的处理

导读: 对于 ST 段抬高型心肌梗死而言, "时间就是心肌", 但如果发生在一位 100 岁超高龄患者, 无胸闷、胸痛等典型症状, 难以确定发病时间窗, 同时存在出血征象, 如何及时诊断? 如何做出正确的治疗决策以争取最佳预后? 这对于医护人员无疑是一个巨大的考验……

【病史摘要】

患者男性, 100 岁。2017 年 6 月 17 日因"急性支气管炎"入院, 因发现睡眠时心率偏慢(最慢 40 次 /min)于 2017 年 6 月 27 日行动态心电图检查, 结果提示间断 ST-T 段抬高(Ⅱ、Ⅲ、aVF 导联, 时间 16: 55—19: 25)、二度 Ⅰ 型房室传导阻滞(文氏现象, 未见大于 2 秒的长间期)(图 5-1), 查心肌酶正常, 患者无不适主诉, 诊断考虑急性冠脉综合征, 给予低分子肝素抗凝治疗, 并给予硝酸酯类药物扩张冠状动脉、盐酸地尔硫草抗痉挛等治疗, 后复查动态心电图 ST-T 段较前明显改善。2017 年 8 月 13 日严重肺部感染后复查心肌酶明显升高, 心电图提示Ⅱ、Ⅲ、aVF 导联 ST 段抬高 0.1mV(图 5-2), 但患者无胸闷、胸痛等不适。

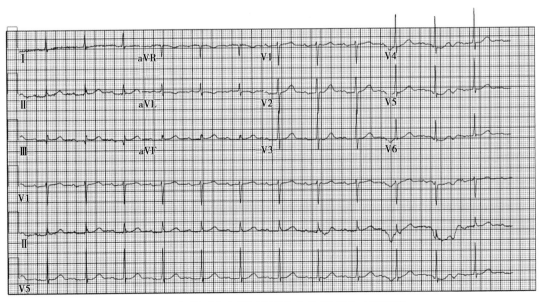

图 5-1　入院时心电图(2017 年 6 月 17 日): 大致正常

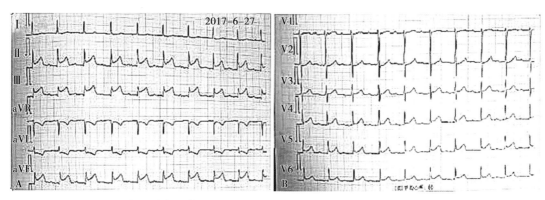

图 5-2　住院期间动态心电图：可见一过性下壁导联(Ⅱ、Ⅲ、aVF)ST 段弓背向下抬高
A. 肢导联：自上而下依次为 Ⅰ、Ⅱ、Ⅲ、aVR、aVL、aVF；B. 胸导联：自上而下依次为 V₁～V₆。

既往史：糖尿病病史 37 年，长期使用胰岛素及口服降糖药治疗，血糖控制尚可。高血压病史 28 年，血压最高为 150/90mmHg，目前使用氨氯地平 5mg，每日 1 次，血压控制满意。1995 年诊断为冠心病，长期抗血小板、扩张冠状动脉、调节血脂等治疗，间断有心前区不适发作。另有血脂紊乱、外周动脉粥样硬化性狭窄（双侧颈内动脉、腹主动脉、双侧股动脉）病史多年。吸烟史 60 年，20 支 /d，已戒烟 2 年。

【入院时查体】

体温 37.5℃，脉搏 85 次 /min，呼吸 24 次 /min，血压 130/70mmHg。

平卧位，精神不佳，嗜睡状态。双肺呼吸音粗，未闻及明显干、湿啰音。心界无扩大，心率 85 次 /min，律齐，心尖部可闻及 2/6 级收缩期吹风样杂音。腹软，无压痛及反跳痛，肝、脾肋下未触及，肠鸣音正常。双下肢无水肿。

【辅助检查】

1. 心肌酶　肌红蛋白定量 70ng/ml，肌酸激酶 196U/L，肌酸激酶同工酶 24.2U/L，肌钙蛋白 I 11.352μg/L，肌钙蛋白 T 0.857ng/ml。

2. 血生化　总胆固醇 4.70mmol/L，甘油三酯 1.64mmol/L，高密度脂蛋白胆固醇 0.84mmol/L，低密度脂蛋白胆固醇 3.22mmol/L，脑钠肽前体 3 321.0pg/ml，尿素氮 9.7mmol/L，肌酐 93μmol/L，血钾 4.59mmol/L。

3. 血常规　白细胞计数 6.80×10⁹/L，中性粒细胞 0.805，血红蛋白 113g/L，血小板计数 243×10⁹/L，C 反应蛋白 6.16mg/dl。

4. 大便常规　入院后多次便潜血呈阳性。

5. 心电图　窦性心律，一度房室传导阻滞，Ⅱ、Ⅲ、aVF 导联 ST 段抬高 0.1mV（图 5-3）。

6. 胸部 X 线检查　慢性支气管炎，肺间质纤维化，肺炎。

7. 超声心动图　左室舒张末内径 48mm，射血分数 56%，左室下壁室壁运动减弱，符合左室下壁心肌缺血性改变、节段性室壁运动减弱，主动脉瓣钙化性狭窄（轻中度）伴反流（轻度）。

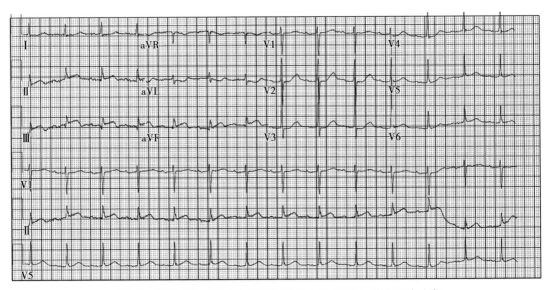

图 5-3　肺部感染期间心电图（2017 年 8 月 13 日），伴心肌酶升高

【入院诊断】

1. 冠心病，急性下壁心肌梗死。
2. 肺炎。
3. 2 型糖尿病。
4. 血脂紊乱。
5. 周围动脉粥样硬化。

【诊治思路及首要问题】

该患者急性 ST 段抬高型心肌梗死诊断明确，首要解决问题：超高龄老年，大便隐血持续阳性，不除外存在消化道出血病变，如何制订合理的治疗方案？超高龄急性冠脉综合征（acute coronary syndrome，ACS）的治疗：急诊介入还是内科保守治疗？抗栓药物的剂量如何把握？

【诊治经过】

该患者已 100 岁高龄，发生 ST 段抬高型 ACS 后生命体征及血流动力学稳定，且同时合并大便隐血阳性，故不考虑行介入治疗，给予内科保守治疗，强化冠心病二级预防药物。

1. 抗栓　6 月 27 日动态心电图发现 ST 段间断抬高后，即在长期口服氯吡格雷（75mg，每日 1 次）的基础上，加用达肝素钠 2 500U，皮下注射，每 12 小时 1 次。7 月 3 日停用达肝素钠，给予小剂量阿司匹林（25mg，每日 1 次）+ 氯吡格雷（75mg，每日 1 次）双联抗栓治疗。在严密监测下，于 7 月 5 日将阿司匹林量加至 50mg，每日 1 次。8 月 13 日发生急性心肌梗死后，在氯吡格雷（75mg，每日 1 次）联合阿司匹林（50mg，每日 1 次）的基础上，加用达肝素钠 2 500U 皮下注射，每 12 小时 1 次。8 月 15 日将达肝素钠减量至 2 500U 皮下注射，每日 1 次。

2. 改善缺血　既往长期服用单硝酸异山梨酯缓释片（40mg，每日 1 次）。6 月 30 日起将其换成短效的硝酸异山梨酯片（10mg，每日 4 次），同时给予硝酸异山梨酯注射液静脉泵入，加强改善心肌缺血，并加用地尔硫䓬片 30mg，每日下午 1 次，以改善冠状动脉痉挛。后因血压水平偏低，停止静脉使用硝酸酯类药物，改用对血压影响小的尼可地尔（12mg，静脉滴注，每日 1 次），心电图显示心肌缺血改善后停止静脉使用。8 月 13 日出现急性下壁心肌梗死后再次静脉加用硝酸异山梨酯注射液治疗。因存在一度房室传导阻滞及二度 I 型房室传导阻滞，未加用 β 受体阻滞剂。

3. 调脂治疗　患者既往长期使用阿托伐他汀钙片 20mg，每晚 1 次，血脂水平未达标，更换为瑞舒伐他汀钙片 10mg，每晚 1 次，强化降脂治疗。

临床结局：6 月 30 日发生 ACS 经治疗后，复查动态心电图 ST-T 段较前明显改善。8 月 13 日再次发生急性心肌梗死，治疗后心电图 ST 段逐渐恢复至基线水平，心肌酶逐渐下降，至 8 月 27 日复查心肌酶完全恢复正常，脑钠肽前体水平维持在 3 000pg/ml 左右，无心力衰竭发作。

【最后诊断】

1. 冠心病，急性下壁心肌梗死。
2. 肺炎。
3. 2 型糖尿病。
4. 血脂紊乱。
5. 周围动脉粥样硬化。

【随访结果】

患者坚持冠心病二级预防，心脏情况相对稳定，2018 年 2 月 7 日复查心电图未见明显 ST-T 段改变，超声心动图提示符合慢性左室下壁心肌缺血性改变、节段性室壁运动略减弱，射血分数为 58%，左室舒张末内径为 48mm。

【诊治心得】

一般人群发生急性心肌梗死通常具有胸闷或胸痛等典型的临床症状，该患者为 100 岁超高龄患者，心电图、心肌酶学及超声心动图等客观检查提示心肌缺血及损伤，ACS 诊断成立，但患者无不适主诉，这就提醒临床工作者，对于高龄老年患者心血管事件的关注，更多的是需要医生及护士对病情的仔细观察和进行及时的客观检查。

急性冠脉综合征（acute coronary syndrome，ACS）是一组以急性心肌缺血为共同特征的临床综合征，包括不稳定型心绞痛（unstable angina，UA）、非 ST 段抬高型心肌梗死（non-ST segment elevation myocardial infarction，NSTEMI）和 ST 段抬高型心肌梗死（ST segment elevation myocardial infarction，STEMI）。

我国高龄老年冠心病患者日益增多。高龄 ACS 患者因其病变特点，病死率高于其他年龄组，一方面由于高龄患者 ACS 早期及时诊断比较困难；另一方面未给予理想的、及时的治疗，降低了治疗获益。由于高龄患者进行前瞻随机对照研究难度大，只能结合最新的国内外相关指南和临床研究结果，以及专家共识性的意见，在临床工作中进行个体化治疗。

（一）高龄患者 ACS 的诊断特点

高龄患者的冠状动脉病变常呈现多支血管多部位弥漫病变的特点，临床表现为 NSTEMI 的比例较高。建议所有可疑心绞痛症状反复发作、持续不缓解、伴或不伴血流动力学不稳定的高龄患者住院观察动态心电图和心肌标志物的变化，并结合其他检查手段及时确诊。

1. 临床症状　临床症状对判断 ACS 发生具有重要的临床意义，但高龄患者出现典型心绞痛症状的比例低于其他年龄患者。由于患者本身的疼痛阈值变化、合并糖尿病等影响内脏感觉神经、骨关节肌肉合并症而服用非甾体抗炎药的原因，以及其他消化系统、呼吸系统、神经系统的慢性疾病的干扰，使多数高龄患者不能明确是否发生心绞痛，甚至呈现无症状的 ACS。

2. 心电图　心电图 ST-T 段改变是确定 ACS 诊断及分类、判断预后的重要依据。高龄患者多数在发病时心电图变化与其他年龄组表现类似，但部分患者合并有器质性或非器质性的室内传导阻滞而掩盖了 ST-T 段的变化。此外，高龄患者常合并电解质紊乱，尤其是血钾和血钙水平异常，常导致心电图 ST-T 段异常表现，需要注意鉴别。

3. 心肌标志物　肌钙蛋白 I 或肌钙蛋白 T 在 ACS 的诊断过程中具有决定性的作用，是区分不稳定型心绞痛和急性心肌梗死的关键证据，但仅提示心肌损伤。临床上常见的非 ACS 引起心肌损伤原因分为心源性和非心源性。心源性常见于快速心律失常（心房扑动、心房颤动、阵发性室上性心动过速等）、慢性心力衰竭和部分特异或非特异性心肌病；非心源性多见于脱水、休克、重症感染、严重肾功能不全等情况。

4. 其他　体格检查在可以 ACS 患者中可能无特异性发现。床旁超声心动图检查有助于诊断及鉴别诊断。

（二）再灌注治疗

1. 溶栓治疗　高龄患者隐匿性出血风险较多，尤其是致命性出血的风险高于其他年龄组。对于年龄>80 岁的患者，不建议溶栓治疗。

2. 血运重建　随着人口老龄化的发展，老年患者发生 STEMI 的比例日益增高。如果无禁忌证，高龄 STEMI 患者直接 PCI 是目前最有效的治疗手段。在不具备早期 PCI 条件或 PCI 明显延迟的情况下，建议及时转运至可以行早期 PCI 的医疗机构。《2017ESC 急性 ST 段抬高型心肌梗死管理指南》中，推荐对所有确诊后 0～12 小时、有缺血症状、伴持续性 ST 段抬高的患者，开通心肌梗死相关动脉（infarction related artery，IRA）；对发病时间>12 小时的患者，若缺血症状明显、血流动力学不稳定或致命性心律失常时，宜行直接 PCI；对就诊延迟但症状发作时间仍在 12～48 小时的患者，可考虑常规直接 PCI；若症状发作>48 小时，则不建议常规行直接 PCI 开通闭塞的 IRA。如果病变不适宜 PCI，建议有条件的医疗单位考虑急诊 CABG 治疗。对于因 STEMI 机械并发症引起血流动力学不稳定或心源性休克的患者，应使用 IABP；对于顽固性休克患者，可考虑短期使用机械循环支持（如心室辅助系统、Impella、体外膜氧合等）。但是，由于老年患者合并疾病多、出血风险高，指南推荐对老年患者采用特殊治疗策略以降低出血风险。另外，对于高龄老年患者，应在仔细评估潜在风险和获益、预期生命期限、合并症、生活质量、体质以及患者价值和偏好后决定是否行侵入性检查及血运重建。对于该例患者，由于其年龄已为 100 岁超高龄，预期生命期限不长，ACS 发生后无明显临床症状，对血流动力学无明显影响，无心肌梗死合并症发生，且患者平时活动量少，故血运重建的必要性不大；且患者长期持续便隐血阳性，血运重建后长程双联抗血小板治疗的出血风险高。权衡风险及获益后，不考虑进行冠脉造影及血管重建。

（三）高龄 ACS 患者的药物治疗

1. 他汀类药物　高龄患者需要格外注意肝肾功能、低体重和甲状腺功能异常等易于产生不良反应的因素。目前，不建议起始大剂量强化他汀治疗，而应从常规或低剂量开始，并缓慢滴定至适宜的靶目标剂量。该患者既往长期口服阿托伐他汀钙片 20mg、每晚 1 次，血脂水平仍未达标，且反复发生 ACS，故将调脂药物更换为瑞舒伐他汀钙片 10mg、每晚 1 次，强化降脂治疗。

2. 抗血小板药物　美国心脏病学会 / 美国心脏协会（American College of Cardiology/ American Heart Association，ACC/AHA）和欧洲心脏病学会（European Society of Cardiology，ESC）指南建议，对于无禁忌证的 ACS 疑诊患者，不考虑年龄因素，开始给予起始剂量阿司匹林治疗。高龄患者阿司匹林可适当减量至 75mg、每日 1 次，不能耐受阿司匹林者可用氯吡格雷（75mg，每日 1 次）替代。高龄 ACS 患者，急诊 PCI 术前至少顿服氯吡格雷 300mg 和阿司匹林 100～300mg，在这样的治疗下出现胃肠道或泌尿系统出血远多于其他年龄组患者。加用质子泵抑制剂如雷贝拉唑，对于胃肠道大出血有一定的预防作用。

不常规推荐高龄患者使用新型 $P2Y_{12}$ 受体拮抗剂替格瑞洛。高龄 ACS 患者 PCI 围术期可根据患者的血栓负荷、出血风险酌情选用 GPⅡb/Ⅲa 受体拮抗剂，如替罗非班。

高龄 ACS 患者是否应维持 1 年的双联抗血小板治疗尚存在争议，应根据体重、肾功能及合并疾病状态，评估临床出血风险，规划个体化的随访和给药方案。

3. 抗凝治疗　若无禁忌证，低分子肝素可应用于任何类型的 ACS 患者，包括≥80 岁的高龄患者，但应充分评估年龄、体重、肾功能及病变特点等因素。推荐降低至常规剂量的1/2，使用时间为 3～5 天。

4. β 受体阻滞剂　建议以心率 55 次 /min 为靶目标指导治疗。高龄患者对药物的敏感性增强，需从极小剂量起始，并应用短效药物以防止不良反应的发生。高龄患者发生低血压、低心排状态以及心源性休克风险增加。此外，还应注意严重的缓慢性心律失常等。老年患者易合并传导系统退行性病变，对抗心律失常药物敏感性高，该患者由于既往存在一度房室传导阻滞及二度Ⅰ型房室传导阻滞，加用 β 受体阻滞剂有可能导致严重心律失常出现，权衡利弊后未加用 β 受体阻滞剂。病程中患者的心率波动在 60～75 次 /min，未出现明显心率增快等导致心肌耗氧量增加的情况。

5. 硝酸酯类药物　对于有心肌缺血症状的患者，只要能耐受，都建议使用硝酸酯类药物，急性期建议给予短效硝酸酯类药物以利于更好地改善症状。但部分患者，尤其是高龄患者，对硝酸酯类药物的敏感性强，口服都可能导致血压明显降低。因此，对于高龄患者，需要从小剂量开始使用，并严密监测血压情况，防止出现低血压。

（四）高龄 ACS 患者并发症的预防和治疗

1. 急性肾损伤　推荐在心功能允许的情况下水化治疗以预防造影剂肾病，但水化速度应个体化。对高危患者或慢性肾脏病 3 期以上的高龄患者，视病情可考虑在 PCI 术后 24 小时内进行血液滤过。

2. 心力衰竭和心源性休克　心力衰竭和心源性休克通常提示缺血范围大、冠状动脉病变严重，急诊再灌注治疗是最有效的治疗措施。对于严重肺水肿或心源性休克的患者，除药物治疗外,酌情及时采用机械通气、主动脉内球囊反搏、左心室辅助装置或体外膜肺等治疗。

3. 心律失常 恶性心律失常常见于 ACS 急性期,一旦发生,建议首选电复律。药物治疗可联合使用 β 受体阻滞剂和胺碘酮,同时积极纠正电解质紊乱,排除临床易于引起室性心律失常的医源性因素。对于 ACS 发生 4 周后仍有恶性心动过速、心室颤动及猝死高风险的患者,建议植入式转复除颤器治疗。一过性的高度房室传导阻滞通常提示冠状动脉多支病变,可通过采用临时起搏器治疗,并尽早血运重建;符合永久性起搏器指征患者可择期安装。

该例超高龄老年患者发生了急性 ST 段抬高型心肌梗死,但考虑心肌梗死面积不大,且被及时发现,并接受了及时的最佳药物治疗,未对心功能造成明显影响,未出现心肌梗死并发症。同时,在便隐血持续阳性的基础上,使用了三联抗血小板及抗凝治疗,出血风险极高,但在严密监测下逐步调整抗栓药物剂量,并加强其他器官的保护,未出现临床明显大出血事件。这些都是患者取得良好预后的保证。

小贴士

◇ 高龄患者发生 ACS 时由于症状不典型,早期诊断难度大,而诊治延迟无疑会将患者置于更大的风险之中。因此,对缺血事件高危的高龄患者,需密切观察心电图及心肌标志物的动态变化,并结合其他手段及时确诊。

◇ 直接 PCI 开通闭塞病变是目前 STEMI 最有效的治疗手段,但其对于高龄老年患者却并不一定是最佳选择,应在仔细评估潜在风险和获益、预期生命期限、合并症、生活质量及患者的偏好后,再决定是否行侵入性检查及血运重建。

◇ 应在严密监测下采用个体化药物治疗方案,注重靶器官功能的保护,防止并发症尤其是出血的发生,患者才有取得良好预后的可能。

(谢湘竹 张秀锦 盛 莉)

参 考 文 献

[1] 中华医学会老年医学分会. 高龄老年冠心病诊治中国专家共识[J]. 中华老年医学杂志,2016,35(7):683-691.

[2] IBANEZ B,JAMES S,AGEWALL S,et al. 2017 ESC Guidelines for the management of acute myocardial infarction in patients presenting with ST-segment elevation:The Task Force for the management of acute myocardial infarction in patients presenting with ST-segment elevation of the European Society of Cardiology(ESC)[J]. Eur Heart J,2018,39(2):119-177.

病例 6 >>>

多病共存超高龄急性冠脉综合征患者的诊治过程

> **导读**：94 岁女性，在患有持续性房颤的基础上遭遇急性冠脉综合征，需同时使用抗凝及抗血小板药物，但其肾脏情况让医生在制定治疗方案时顾虑重重，如何做到既有效抗栓又避免出血？发生 ACS 后心功能受损，并出现肺动脉高压，这种情况下加用肺动脉高压的特异性治疗药物是否有益？每一个决策都需要仔细斟酌……

【病史摘要】

患者女性，94 岁，主因"间断胸闷、心悸 29 年，加重 4 小时"，以"不稳定型心绞痛"收入院。患者于 1998 年起劳累后出现间断胸闷、气促，伴心悸，无心前区疼痛及放射痛。2017 年 3 月 4 日午餐后出现心前区闷痛，休息后疼痛不能缓解，家人给予硝酸甘油 1 片含服，测血压 130/60mmHg，心电图示 $V_4 \sim V_6$ 导联 ST 段压低。

既往史：高血压病史 39 年，血压最高为 180/90mmHg，长期口服降压药，目前口服非洛地平缓释片，血压控制在 130～150/70～80mmHg。2 型糖尿病病史 7 年，口服降糖药物，血糖控制可。肾功能不全病史 7 年，目前诊断为慢性肾脏病 3b 期、肾性贫血。阵发性房扑、持续性房颤病史 30 年，2010 年因"病态窦房结综合征、慢快综合征"行永久性起搏器植入术。

【入院时查体】

体温 36℃，呼吸 18 次 /min，脉搏 68 次 /min，血压 140/60mmHg。

颈静脉无怒张，双肺呼吸音清，无干、湿啰音。心界无扩大，心率 72 次 /min，心律绝对不齐，第一心音强弱不等，各瓣膜听诊区未闻及病理性杂音。腹软，无压痛及反跳痛，肝肋下一指可及，脾肋下未及，肠鸣音正常。双下肢轻度凹陷性水肿，双足背动脉搏动稍减弱。

【辅助检查】

1. 心肌酶　肌红蛋白定量 77ng/ml，肌酸激酶 35U/L，肌酸激酶同工酶 7.4U/L，肌钙蛋白 I 0.030μg/L，肌钙蛋白 T 0.038ng/ml，NT-proBNP 8 842.8pg/ml。

2. 血生化　尿素 6.2mmol/L，肌酐 113μmol/L，血糖 7.42mmol/L，钾 4.86mmol/L，钠 133mmol/L。

3. 血常规　白细胞计数 7.16×10⁹/L，中性粒细胞 0.677，淋巴细胞 0.184，血红蛋白 99g/L，血小板计数 246×10⁹/L。

4. 心电图 V₄～V₆ 导联 ST 段压低，aVR 导联 ST 段抬高（图 6-1）。

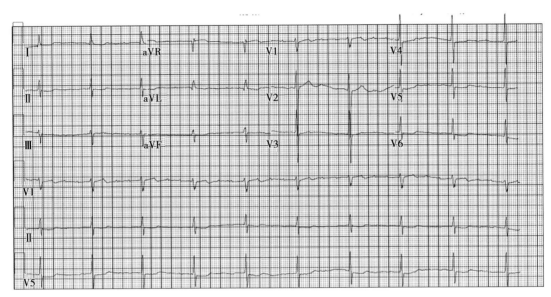

图 6-1 入院时心电图

5. 超声心动图 左房内径 41mm，左室舒张末内径 50mm，射血分数 57%。静息状态下可见左室下后壁、左室侧壁室壁回声增强、略变薄、运动轻度减弱，节段性室壁运动障碍（左室下后壁、左室侧壁）。左室整体收缩功能正常，左室整体舒张功能受损。左房轻度扩大，心包极少量积液。估测肺动脉收缩压为 32mmHg。

【入院诊断】

1. 冠心病，不稳定型心绞痛。
2. 心律失常，病态窦房结综合征、持续性房颤、心脏永久起搏器植入术后。
3. 慢性肾脏病，3b 期、肾性贫血。

【诊治思路及首要问题】

患者系高龄女性，心电图与超声心动图提示的心肌缺血部位吻合，动态观察心肌标志物未见升高，不除外近期发生 ACS 但心肌标志物错过检测时间窗的可能，需按照 ACS 进行治疗。但患者有持续性房颤及慢性肾脏病病史，需仔细评估其抗凝及出血风险后决定其抗栓治疗方案，以确保有效抗栓的同时防止出血并发症的发生。患者同时合并心功能不全，脑钠肽前体水平明显升高，如何加强心功能的保护，避免慢性心功能不全急性加重，也是治疗中需重点关注的地方。

【诊治经过】

根据 HAS-BLED 评分及 CRUSADE 评分，患者属于出血很高危，结合相关指南，并在密切监测下调整抗凝及抗血小板治疗方案。患者心电图与超声心动图提示的心肌缺血部位吻合，动态观察心肌标志物未见升高，不除外近期发生 ACS 但心肌标志物错过检测时间窗的可能，故入院后按照 ACS 进行双联抗血小板及抗凝治疗，CHA_2DS_2-VASc 评分为 7 分，给予阿司匹林 100mg+ 氯吡格雷 75mg+ 达肝素钠注射液 2 500U，每日 1 次。但患者肾功能差，既往双联抗血小板治疗时出现皮下瘀斑，HAS-BLED 评分为 5 分，CRUSADE 评分为 73 分，属于出血的高危患者，故阿司匹林使用 2 天后予以停用，保留氯吡格雷 75mg+ 达肝素钠注射液 2 500U，每日 1 次，密切监测下未见出血发生，10 天后将达肝素钠注射液加量至 2 500U，每 12 小时 1 次。阿司匹林停用 2 周后恢复使用双抗（阿司匹林 100mg + 氯吡格雷 75mg，每日 1 次），停用达肝素钠，病程达 1 个月后停用氯吡格雷，给予阿司匹林 100mg+ 利伐沙班 2.5mg，每日 1 次，持续使用 1 年，1 年后停用阿司匹林，单用利伐沙班。

入院后同时给予抗心肌缺血、营养心肌、调脂、降压、利尿等综合治疗，先后给予重组人脑钠肽及左西孟旦改善心功能，患者未再出现胸闷、胸痛发作，监测脑钠肽前体逐渐下降，1 个月后（4 月 3 日）脑钠肽前体下降至 1 675.2pg/ml。入院 10 天后（3 月 15 日）复查超声心动图提示：左房内径 46mm，左室舒张末内径 52mm，射血分数 56%。静息状态下可见左室下后壁、左室侧壁室壁变薄、回声增强有瘢痕形成、运动轻度减弱，符合陈旧性心肌梗死后改变，节段性室壁运动障碍（左室下后壁、左室侧壁）。左室整体收缩功能正常，左室整体舒张功能受损。左房扩大、左室略大，心包极少量积液。肺动脉高压（估测肺动脉收缩压为 61mmHg）。加用贝前列腺素 40μg 口服，每日 3 次，降低肺动脉压，但患者因头痛无法耐受，使用 2 天后即予停用。经上述治疗后患者未再出现胸闷、胸痛发作，无心功能不全加重表现。

【最后诊断】

1. 冠心病，不稳定型心绞痛。
2. 心律失常，病态窦房结综合征、持续性房颤、心脏永久起搏器植入术后。
3. 慢性肾脏病，3b 期、肾性贫血。

【随访】

复查心电图示 ST 段压低较前改善，基本恢复至基线水平，2018 年 1 月 24 日复查超声心动图未见肺动脉高压征象。心脏情况稳定，近 1 年的时间未再住院。

【诊治心得】

该病例为高龄、多病共存的复杂案例。房颤患者在发生 ACS 时应如何选择抗栓治疗方案？同时合并肾功能不全时如何确定抗凝剂量？ACS 合并射血分数保留型心力衰竭、肺动脉高压时又该如何应对？面对纷繁复杂的临床矛盾，厘清思路，综合考量，才能为患者制订合理的个体化治疗方案。

房颤是临床最常见的心律失常，其患病率随着年龄增高而增加。据估计到 2050 年，中国房颤患者数量将达到 830 万人。血栓栓塞性并发症是房颤致死、致残的主要原因。因此，抗凝治疗是房颤最重要的治疗措施。

目前建议瓣膜性房颤患者推荐应用华法林抗凝治疗，而非瓣膜性房颤患者要进行危险分层决定抗凝策略的选择。2014 年 ACC/AHA 房颤指南推荐 CHA_2DS_2-VASc 评分系统对患者进行危险分层,其评分方案为:C,充血性心力衰竭(1分);H,高血压(1分);A_2,年龄≥75岁(2分);D,糖尿病(1分);S_2,卒中或TIA或体循环栓塞病史(2分);V,血管疾病(1分);A,年龄65~74岁(1分);Sc,女性(1分)。满分共9分。按照CHA_2DS_2-VASc方案,0分者可应用阿司匹林75~325mg/d或不抗凝,但更倾向于前者;1分者需要口服抗凝药物(新型口服抗凝药或华法林)或阿司匹林,但更倾向于前者;>2分者需使用新型口服抗凝药物或华法林抗凝治疗。然而,应用抗栓药物,最大的问题就是出血。因此,需要进行出血评分,权衡栓塞与出血的风险。

HAS-BLED出血评分是常用的预测患者出血风险的方法,其方案为:H,高血压(1分);A,肾功能和肝功能异常(各1分);S,卒中(1分);B,出血(1分);L,不稳定的INR(1分);E,老年人(年龄>65岁,1分);D,药物(合用阿司匹林、NSAID)或酒精(1或2分)。总分>3分,提示出血高危。临床上很多老年患者常常同时患有多种疾病,需要抗凝的同时出血风险也很大,导致房颤抗凝治疗遇到了尴尬局面,怎么办?ESC指南明确指出高出血风险的患者应密切关注出血情况,但不能妨碍患者接受抗凝治疗;但当HAS-BLED出血评分>3分时,应小心应用抗凝药物,并注意定期复查。

急性冠脉综合征(acute coronary syndrome,ACS)的病理基础为动脉粥样硬化性斑块破裂或糜烂以及其继发的血栓形成。在这一过程中,血小板活化是发病的关键环节。因此,无论是在斑块破裂的急性过程,还是在防止动脉粥样硬化血栓形成的慢性过程,均需要抗血小板治疗。当房颤患者遭遇急性冠脉综合征时,需同时使用抗凝及抗血小板药物,其抗栓治疗更是让人顾虑重重。

《2017 ESC急性ST段抬高型心肌梗死管理指南》中指出,房颤患者发生急性心肌梗死后,需要三联抗栓治疗方案(口服抗凝药、阿司匹林及氯吡格雷)维持使用6个月,随后继续使用二联抗栓治疗方案(口服抗凝药及阿司匹林或氯吡格雷)6个月,1年之后可考虑仅使用口服抗凝药。

新近颁发的《2018 CHEST房颤抗栓治疗指南及专家组报告》中指出,对于发生ACS且同时需要口服抗凝药物的房颤患者:①若出血风险相对于复发性ACS和/或支架内血栓形成风险较低(HAS-BLED为0~2分),建议给予6个月的三联治疗,然后使用OAC+一种抗血小板药物(优选氯吡格雷)的双联治疗直至12个月,之后给予OAC单药治疗;②若出血风险高(HAS-BLED≥3分),建议给予三联治疗1~3个月,然后OAC+一种抗血小板药物(优选氯吡格雷)的双联治疗至12个月,之后给予OAC单药治疗;③若出血风险极高(HAS-BLED≥3分、近期急性出血事件)而血栓形成风险低,建议给予OAC+一种抗血小板药物(优选氯吡格雷)治疗6~9个月,然后使用OAC单药治疗。

进一步具体谈谈药物的选择。抗凝药物可选华法林或NOAC。若使用华法林,建议INR范围在2.0~3.0,且INR在治疗范围内的时间(time in therapeutic range,TTR)>70%。NOAC目前临床试验证据支持达比加群150mg、每日2次或110mg、每日2次,以及利伐沙班15mg、每日1次。同时使用抗凝药物时,建议的阿司匹林剂量为75~100mg、每日1次,同时需使用PPI以减少胃肠道出血;$P2Y_{12}$抑制剂建议使用氯吡格雷,若出血风险低,可考虑使用替格瑞洛等新型药物。

此外,还需特别关注患者的肾功能情况。据统计,在ACS患者中,30%~40%合并肾功能不全[eGFR<30ml/(min·1.73m²)]。这些患者预后不佳,住院期间出现并发症的风险增

加。需要根据患者的肾功能,选择抗栓药物的类型和剂量以及造影剂用量(表6-1)。合并肾功能不全的 ACS 患者,若服用抗栓药物过量,会使得出血风险明显增加。进行直接 PCI 期间以及术后确保患者适量饮水,限制造影剂用量,可以很大程度上降低发生造影剂相关性肾病的风险。

表6-1 慢性肾脏病患者急诊使用抗栓药物的推荐剂量

药物	肾功能正常或 CKD 1~3 期[eGFR≥30ml/(min·1.73m²)]	CKD 4 期[eGFR 15~30ml/(min·1.73m²)]	CKD 5 期[eGFR<15ml/(min·1.73m²)]
阿司匹林	负荷剂量 150~300mg 口服,维持剂量 75~100mg/d	无剂量调整	无剂量调整
氯吡格雷	负荷剂量 300~600mg 口服,维持剂量 75mg/d	无剂量调整	无有效信息
替格瑞洛	负荷剂量 180mg 口服,维持剂量 90mg、每日 2 次	无剂量调整	不推荐
普拉格雷	负荷剂量 60mg 口服,维持剂量 10mg/d	无剂量调整	不推荐
依诺肝素	皮下注射 1mg/kg,每日 2 次;年龄≥75 岁患者皮下注射 0.75mg/kg,每日 2 次	皮下注射 1mg/kg,每日 1 次	不推荐
UFH	冠脉造影之前:静脉推注 60~70U/kg(最大剂量 5 000U),随后静脉滴注[12~15U/(kg·h),最大剂量 1 000U/h]控制 aPTT* 为 1.5~2.5 倍正常值 PCI 治疗期间:静脉注射 70~100U/kg(联合使用 GPⅡb/Ⅲa 时剂量为 50~70U/kg)	无剂量调整	无剂量调整
磺达肝癸钠	皮下注射 2.5mg,每日 1 次	eGFR<20ml/(min·1.73m²) 或透析时不推荐	不推荐
比伐卢定	静脉推注 0.75mg/kg,静脉滴注 1.75mg/(kg·h),若 30ml/(min·1.73m²)≤eGFR≤60ml/(min·1.73m²)静脉滴注剂量减至 1.4mg/(kg·h)	不推荐	不推荐
阿昔单抗	静脉推注 0.25mg/kg,随后静脉滴注 0.125µg/(kg·min)(最大剂量 10µg/min)	考虑出血风险	考虑出血风险
依替巴肽	静脉推注 180µg/kg,随后静脉滴注 2.0µg/(kg·min)至少 18 小时,若 eGFR<50ml/(min·1.73m²),滴注剂量减至 1.0µg/(kg·min)	不推荐	不推荐
替罗非班	静脉推注 25µg/kg,随后 0.15µg/(kg·min)静脉滴注	滴注剂量减少 50%	不推荐

*aPTT: activated partial thromboplastine time。

对于房颤合并慢性肾脏病的患者,抗凝治疗需根据肾功能的情况进行调整。轻度慢性肾脏病(CKD 2 期),CrCl 60~89ml/min,抗凝治疗与无 CKD 的患者相同。中度 CKD(3 期),CrCl 30~59ml/min,CHA_2DS_2-VASC≥2 分的患者进行口服抗凝治疗,可选用 NOAC 或华法林。未接受透析治疗的重度 CKD(4 期),CrCl15~30ml/min,可选择华法林或 NOAC,后者包括利伐沙班 15mg、每日 1 次,阿哌沙班 2.5mg、每日 2 次,依度沙班 30mg、每日 1 次,基于药代动力学数据慎用达比加群。终末期肾病，CrCl<15ml/min 或依赖透析，建议进行个体化选择，可选择华法林（TTR 控制在 65%～70%），一般不应使用 NOAC（表 6-2）。

表 6-2 慢性肾脏病合并房颤患者的抗凝选择[2]

药物	CrCl≥50ml/min	CrCl 30～49ml/min	CrCl 15～29ml/min	CrCl<15ml/min
华法林	TTR≥70%	TTR≥70%	TTR≥70%	TTR≥70%
达比加群	150mg，每日 2 次或 110mg，每日 2 次	150mg，每日 2 次或 110mg，每日 2 次（美国除外）	禁用（美国除外）75mg，每日 2 次（美国）	禁用
利伐沙班	20mg，每日 1 次	15mg，每日 1 次	15mg，每日 1 次	禁用
阿哌沙班	5mg，每日 2 次	5mg，每日 2 次	2.5mg，每日 2 次	禁用（美国除外）5mg，每日 2 次（美国）
依度沙班	60mg，每日 1 次	30mg，每日 1 次	30mg，每日 1 次	禁用

该病例为高龄女性患者，CHA_2DS_2-VASc 评分为 7 分，房颤卒中发生的风险极高，必须给予抗凝治疗，但患者同时合并慢性肾脏病 3b 期，HAS-BLED 评分为 5 分，出血风险也极高，在此基础上发生了 ACS，需同时进行抗血小板治疗，联用抗血小板及抗凝药物会使得出血风险进一步升高。因此，其抗栓治疗必须从小剂量开始，严密监测下采用个体化方案。按照本病例的治疗方案，采用药物小剂量联合抗栓治疗，加用 PPI 预防出血，患者 ACS 治疗效果满意，未发生明显临床出血征象。

随着人口老龄化，老年心力衰竭患者发病率增长。在 65 岁以上的慢性心力衰竭患者中，超过 50% 的患者为射血分数保留的心力衰竭（HFpEF）；在老年女性患者中，约 80% 的新发心力衰竭为 HFpEF。《2016ESC 急慢性心力衰竭诊疗指南》将心力衰竭分为 3 种类型：射血分数减低型心衰（HFrEF，LVEF<40%）、射血分数中间值的心力衰竭（HFmrEF，LVEF 40%～49%）和射血分数保留型心衰（HFpEF，LVEF≥50%）。HFpEF 的诊断需满足以下条件：存在心力衰竭的症状和体征；左心室收缩功能正常，LVEF≥50%；BNP 水平 >35ng/L 和 / 或 NT-proBNP 水平 >125ng/L；存在心脏结构及功能受损的客观依据；左心房扩大和左心室肥厚，但左心室不大，舒张功能不全。由于 BNP 和 NT-proBNP 血浆水平随着年龄增长而升高，而且老年患者常合并多种疾病，高血压等合并症也会引起左心室重构。因此，老年 HFpEF 的诊断面临着巨大挑战。根据指南制定的诊断标准，该患者 HFpEF 的诊断成立。

老年 HFpEF 的治疗目标为：延缓症状和体征、提高脏器功能和生活质量、预防急性加重和相关再住院、延长寿命。药物治疗方面，利尿剂能够改善老年 HFpEF 患者的症状，但不能改变预后。因此，《2016 ESC 急慢性心力衰竭诊疗指南》推荐使用利尿剂来缓解 HFpEF 患者的症状和体征（Ⅰ类推荐，B 级证据）。尚无证据提示 RAAS 系统拮抗剂能够缓解症状、改善预后、减少全因死亡。螺内酯治疗并不能降低由心血管死亡、复苏的心脏骤停、心力衰竭住院等组成的复合终点事件发生率；但似乎可以降低再住院率，可以考虑使用。β 受体阻滞剂在 HFpEF 患者缓解症状和改善预后方面并没有足够的证据。有研究显示，奈必洛尔在老年患者中可能减少死亡和再住院的复合终点事件。EDIFY 研究结果提示，伊伐布雷定降低心率并不能改善预后；Medicare-linked OPTIMIZE-HF 研究结果提示，出院时心率低与低死亡率相关，但与未来再住院率无关。西地那非不能改善 HFpEF 患者的生活质量。

肺动脉高压(pulmonary hypertension,PH)是临床中常见的疾病,在各种肺动脉高压的病因中,又以左心功能衰竭相关的肺动脉高压最为常见。左心疾病所致的肺动脉高压(PH-LHD)占所有肺动脉高压患者的65%~80%。另一方面,左心功能衰竭患者出现肺动脉高压和右心功能不全,对疾病的进展、预后及死亡率有着重要的影响。因此,心力衰竭合并肺动脉高压应引起心血管医师的足够重视。

心力衰竭合并肺动脉高压时,左心功能障碍导致左心充盈压升高,进一步导致肺静脉压力升高、肺淤血、肺循环阻力增加,随着病程的进展和压力的传导,肺动脉发生血管内皮功能障碍,出现反应性的血管收缩,神经内分泌的激活导致肺小动脉重构、炎症细胞激活、NO减少、内皮素分泌增加、钠尿肽的舒张血管作用降低,进一步导致肺血管重构的发生,肺动脉高压形成,最终导致右心室的后负荷增加以及右心功能衰竭。

左心衰竭合并肺动脉高压的患者,可以根据患者的危险因素、基础心脏疾病、临床表现,以及由非侵入性到侵入性的辅助检查方法,逐步明确诊断。如患者有老年、高血压、2型糖尿病、冠心病、体重指数(body mass index,BMI)>30kg/m²等危险因素,或有肺水肿、端坐呼吸的临床表现;心电图改变提示左室肥厚、电轴左偏、房颤;超声心动图提示左房扩大、左室肥厚、左室收缩/舒张功能不全征象、瓣膜病;胸部X线检查提示肺充血、KerleyB线、胸腔积液、左心扩大;心肺运动试验中呼气末二氧化碳($PETCO_2$)在无氧阈中正常或轻度降低,运动时不降低,VE/VCO_2在运动时不增加;以上均支持心力衰竭合并PH。该患者为高龄老年,既往无肺动脉高压病史,HFpEF诊断明确,在ACS发生后的病程中,超声心动图监测肺动脉压明显升高,出现HFpEF合并PH。

心力衰竭合并肺动脉高压的治疗主要包括两个方面。

(一)针对左心衰竭的治疗

肺动脉高压的治疗仍以治疗左心功能衰竭、降低左心充盈压为主。心血管疾病及代谢综合征的危险因素控制;针对左心衰竭予以优化的药物治疗方案(血管紧张素转化酶抑制剂、β受体阻滞剂、醛固酮抑制剂等),达到目标剂量;减轻容量负荷的治疗(利尿剂);器械治疗(CRT、ICD、冠心病的血运重建、左室辅助装置);导致PH的其他合并症的识别和治疗,如COPD、睡眠呼吸暂停和肺栓塞。CHAMPION试验表明,降低PAP可作为减少射血分数减低型心力衰竭(HFrEF)和射血分数保留型心力衰竭(HFpEF)患者再入院率的治疗目标,但研究中PAP的降低不通过PH的特异性药物实现,而通过心力衰竭优化药物治疗包括利尿剂的合理使用达到。

(二)PH的特异性药物治疗

支持PH的特异性药物治疗心力衰竭合并肺动脉高的证据主要来自一些急性或者短期的研究,包括使用前列腺素类、内皮素受体拮抗剂及5型磷酸二酯酶抑制剂。大多数试验表明,这些药物可以改善患者的血流动力学、运动耐量以及症状。但由于这些试验存在很多局限性,包括样本量小、单中心、不完全的随机分组等,使得试验结果的可靠性不强。

目前进行的大型临床随机对照试验使用PH的特异性药物治疗心力衰竭获得的结果并不理想。FIRST试验静脉用依前列醇治疗HFrEF合并PH的患者,但由于治疗组的患者有死亡率增加的趋势,而被迫提前终止试验。MELODY试验(NCT02070991)针对存在混合性肺动脉高压(combined post and precapillary pulmonary hypertension,Cpc-PH)的HFpEF患者使用新型的内皮素受体拮抗剂马西替坦(macitentan)治疗的安全性及有效性研究,正在进行Ⅱ期临床试验。RELAX 试验表明，5 型磷酸二酯酶抑制剂西地那非治疗 HFpEF 但不合并 PH 的患者，不能改善其峰值氧耗及运动耐量。一个单中心的随机对照试验使用西地那非治疗 HFpEF 合并单纯毛细血管后肺动脉高压（isolated post-capillary pulmonary hypertension，Ipc-PH）的患者，结果表明西地那非不能够改善患者的血流动力学及运动耐量。多中心的西地那非治疗心力衰竭合并肺动脉高压的研究 SilHF 试验（NCT01616381）正在进行当中。

LEPHT 试验使用鸟苷酸环化酶激动剂利奥西呱治疗 HFrEF 合并 PH 的患者，虽然结果表明药物可降低肺血管阻力（pulmonary vascular resistance，PVR）、提高心指数，但最终因无法达到与安慰剂相比降低 PAP 的主要终点而以失败告终。DILATE 试验针对利奥西呱治疗 HFpEF 合并 PH 的患者也得到了类似的结果。这些结果表明，利奥西呱对系统或心脏的作用效果可能超过其舒张肺血管的作用。

从病理生理角度看，PH 的特异性药物治疗可能会导致肺动脉扩张，增加肺血流，导致左心充盈压升高，潜在可能导致肺水肿和加重左心失代偿。因此，基于目前的证据，指南对心力衰竭合并肺动脉高压仍不推荐使用 PH 的特异性药物治疗心力衰竭。

该患者在出现肺动脉高压后，加用了贝前列腺素口服降肺动脉压治疗，但因出现头痛无法耐受，2 天后即予停用。治疗方面，主要给予抗栓、抗心肌缺血及抗心力衰竭治疗。通过针对 ACS 及心力衰竭的一体化治疗后，患者心功能明显改善，监测脑钠肽前体从入院时的 8 842.8pg/ml 下降至 1 个月后的 1 675.2pg/ml，而后续再复查超声心动图时未再见肺动脉高压征象。上述提示，当心力衰竭合并肺动脉高压时，纠正加重心衰的诱因并积极抗心力衰竭治疗是关键、有效的治疗措施，是否使用肺动脉高压的特异性治疗药物在其中无足轻重。

小 贴 士

◇ 老年人多病共存是普遍现象，诊疗过程中常常面临多重矛盾，临床医生需要仔细甄别主要矛盾，保证患者安全。

◇ 血栓与出血这对矛盾一直以来是心血管领域的热点话题，当房颤、ACS、肾功能不全同时存在时，联合抗栓方案必须做到高度个体化，加强出血监测，并采取适当的预防措施。

◇ 肺动脉高压在老年人群非常常见，以左心疾病相关的肺动脉高压为主。左心功能衰竭合并肺动脉高压和右心功能不全时往往提示预后不良，需引起足够的重视。

◇ 对于 HFpEF 合并肺动脉高压患者，治疗侧重原发病及心力衰竭的治疗，不推荐使用肺动脉高压靶向药物治疗。

（谢湘竹　张秀锦）

参 考 文 献

[1] IBANEZ B，JAMES S，AGEWALL S，et al. 2017 ESC Guidelines for the management of acute myocardial infarction in patients presenting with ST-segment elevation：The Task Force for the management of acute myocardial infarction in patients presenting with ST-segment elevation of the European Society of Cardiology（ESC）[J]. Eur Heart J，2018，39（2）：119-177.

[2] LIP G Y H，BANERJEE A，BORIANI G，et al. Antithrombotic Therapy for Atrial Fibrillation：CHEST Guideline and Expert Panel Report［J］. Chest，2018，154（5）：1121-1201.

[3] PONIKOWSKI P，VOORS A A，ANKER S D，et al.2016 ESC Guidelines for the diagnosis and treatment of acute and chronic heart failure：The Task Force for the diagnosis and treatment of acute and chronic heart failure of the European Society of Cardiology（ESC）. Developed with the special contribution of the Heart Failure Association（HFA）of the ESC［J］. Eur J Heart Fail，2016，18（8）：891-975.

[4] ROSENKRANZ S，GIBBS J S，WACHTER R，et al.Left ventricular heart failure and pulmonary hypertension［J］. Eur Heart J，2016，37（12）：942-954.

[5] ADAMSON P B，ABRAHAM W T，BOURGE R C，et al. Wireless pulmonary artery pressure monitoring guides management to reduce decompensation in heart failure with preserved ejection fraction［J］. Circ Heart Fail，2014，7（6）：935-944.

[6] REDFIELD M M，CHEN H H，BORLAUG B A，et al. Effect of phosphodiesterase-5 inhibition on exercise capacity and clinical status in heart failure with preserved ejection fraction：a randomized clinical trial［J］. JAMA，2013，309（12）：1268-1277.

[7] HOENDERMIS E S，LIU L C Y，HUMMEL Y M，et al. Effects of sildenafil on invasive hemodynamics and exercise capacity in heart failure patients with preserved ejection fraction and pulmonary hypertension：A randomized controlled trial［J］. Eur Heart J，2015，36（38）：2565-2573.

[8] BONDERMAN D，GHIO S，FELIX S B，et al.Riociguat for patients with pulmonary hypertension caused by systolic left ventriculardysfunction：A phase Ⅱb double-blind，randomized，placebo-controlled，dose-ranginghemodynamic study［J］. Circulation，2013，128（5）：502-511.

病例 7 >>>

胸前导联 T 波倒置——合并冠心病的致心律失常右室心肌病

> **导读**：76 岁男性，心电图显示右束支传导阻滞伴多个胸前导联 T 波倒置，是单纯右束支传导阻滞（right bundle-branch block，RBBB）的继发性改变？还是冠状动脉缺血相关的改变？抑或提示别的疾病？循着临床过程中的每一点蛛丝马迹，抽茧剥丝，才能最终真相大白……

【病史摘要】

患者男性，76 岁，主因"间断胸痛、胸闷 44 年余，加重 1 个月"以"冠心病，不稳定型心绞痛"入院。患者于 1974 年开始间断出现心前区闷痛，多于劳累及情绪激动时发作，每次持续 3～5 分钟，休息或含服硝酸甘油可缓解，心电图提示"频发多源室早"，给予抗心律失常药物治疗；1986 年查体发现心电图异常 T 波，当地医院诊断为冠心病，间断口服抗栓及扩张冠状动脉药物，病情相对稳定。2018 年 3 月下旬起，在寒冷刺激或快步行走时出现心前区闷痛，无大汗、晕厥、心悸，无肩背部放射痛，自服速效救心丸、减慢步行速度或休息约 10 分钟后症状可逐渐缓解。2018 年 4 月 24 日晨起后自觉胸闷症状较前加重，遂来我院急诊就诊，心电图提示完全性右束支传导阻滞（complete right bundle-branch block，CRBBB）、ST-T 段较前无明显改变，肌钙蛋白 I 正常范围，为进一步治疗收入院。

既往史：1999 年诊断为高血压，最高为 150/90mmHg，未用药情况下血压波动在 100～130/60～80mmHg。2010 年 3 月因晕厥住院，行冠状动脉造影（coronary angiography，CAG）检查，显示前降支近中段钙化、边缘不规则；第三对角支开口局限性狭窄约 80%、中段节段性狭窄 70%，未行介入治疗；心电图及 Holter 检查除 RBBB 外未见其他异常，诊断为血管迷走性晕厥。无糖尿病病史。无吸烟史，偶饮少量白酒。家族中有 1 姐 1 弟均在 30～40 岁期间猝死，死因不明；另有 1 姐因克山病去世。

【入院时查体】

体温 36.7℃，呼吸 19 次/min，脉搏 63 次/min，血压 133/65mmHg。

神志清，精神尚可。双肺呼吸音清，未闻及干、湿啰音。心界不大，心率 63 次/min，律齐，各瓣膜听诊区未闻及杂音。腹平软，全腹无明显压痛、反跳痛，肝、脾肋下未触及，肠鸣音正常。双下肢无水肿。

【辅助检查】

1. 血生化　丙氨酸氨基转移酶 19U/L；天冬氨酸氨基转移酶 22U/L；肌酐 91μmol/L；钾 3.66mmol/L；总胆固醇 3.07mmol/L；甘油三酯 0.72mmol/L；高密度脂蛋白胆固醇 1.14mmol/L；低密度脂蛋白胆固醇 1.97mmol/L。

2. 心肌酶　肌红蛋白定量 85ng/ml；肌酸激酶同工酶 18.9U/L；肌酸激酶 166U/L；肌钙蛋白 I 0.024μg/L；脑钠肽前体（NT-proBNP）157.5pg/ml。

3. 心电图（electrocardiogram，ECG）　CRBBB，$V_1 \sim V_4$ 导联 T 波倒置（图 7-1）。

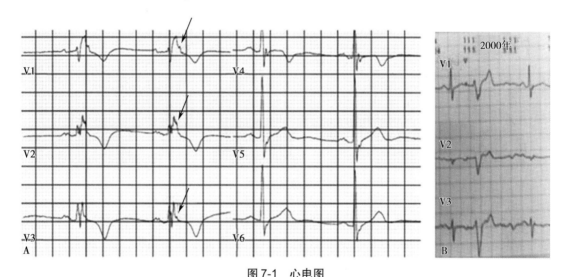

图 7-1　心电图
A. 入院时静息心电图；B. 2000 年心电图，无 RBBB。

【入院诊断】

1. 冠心病，不稳定型心绞痛。
2. 心律失常，CRBBB、室性期前收缩。
3. 高血压，1 级、高危。

【诊治思路及首要问题】

该患者胸痛发作的诱因明确，胸痛部位、性质、缓解方式符合典型的心绞痛表现，近 1 个月来胸痛发作频率增加、诱发胸痛发作的劳力阈值下降，且既往冠状动脉造影提示存在冠状动脉狭窄病变，故不稳定型心绞痛诊断明确。首要解决的问题是：查找引起不稳定型心绞痛的罪犯血管。患者 8 年前冠状动脉造影提示前降支近中段、第三对角支存在病变，目前冠状动脉病变狭窄程度进展情况不明，需要完善动态心电图（Holter）、超声心动图（UCG）、冠脉 CTA 等检查，必要时行冠状动脉造影。

【诊治过程】

入院后予以强化抗栓、扩张冠状动脉、降压、调脂等治疗，患者症状发作频率及程度逐渐减轻。动态心电图提示，窦性心律，CRBBB，室性期前收缩，$V_5\sim V_6$ 导联 T 波动态改变。超声心动图提示，升主动脉扩张，主肺动脉增宽，主动脉肺动脉瓣轻度反流，二尖瓣三尖瓣轻度反流，左室舒张功能轻度减退；右室前壁脏层心包可见脂肪沉积，右室腔近心尖部可见多条调节束，右室流出道前壁可见憩室样向外膨出。冠脉 CTA 提示，前降支多发钙化斑块、中重度狭窄可能；右冠轻度狭窄；右心室前部心肌低密度影，考虑心肌、乳头肌脂肪变（图 7-2）。

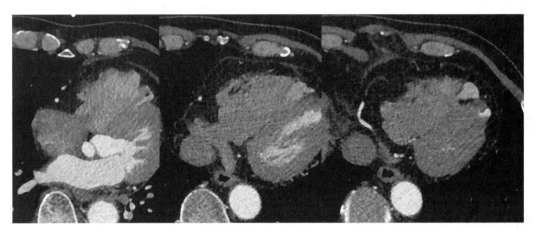

图 7-2　心脏 CT 显示右室前部心肌低密度影

以上检查结果提示，不稳定型心绞痛的罪犯血管定位为前降支，患者经药物治疗后胸闷症状基本缓解，拟择期行冠状动脉造影术。因 CT 检查提示右室心肌、乳头肌脂肪变，为明确原因，再次详阅病史：2000 年心电图无 RBBB，可见 V_1 导联 QRS 终末部向上的小棘波（Epsilon 波）、V_1 导联 QRS 波宽度>110 毫秒、$V_1\sim V_4$ 导联 T 波倒置；2010 年心电图进展为 CRBBB，$V_1\sim V_3$ 导联 QRS 终末部增宽、可见 Epsilon 波、$V_1\sim V_4$ 导联 T 波倒置；多份动态心电图可见多源室性期前收缩呈左束支阻滞图形，提示来源于右室，200～800 个 /24h；复查 UCG 提示（图 7-3），右室心尖菲薄（厚 3mm），回声欠均匀，收缩期向外膨出，其内可见粗大调节束，右室游离壁反声增强，室间隔增厚（13mm），左室壁运动及收缩功能正常；右心扩大（右室舒张末内径 49mm）、右心功能降低，可疑右室发育不良，建议进一步行磁共振成像（magnetic resonance imaging，MRI）检查。心脏 MRI 提示（图 7-4），黑血序列可见心包外脂肪堆积较多，向心外膜下心肌浸润，可见扇贝征；短轴可见右室多个粗大的调节束，右室前壁向前上方膨出；抑脂序列发现，在右室前壁心肌内可见脂肪分布，延迟强化后在右室前壁可见点线状纤维沉积；电影序列可见右室流出道、右室心尖局部膨出，未见血栓形成。综合患者病史、ECG、UCG、CT 及 MRI 表现、家族史等，诊断为致心律失常右室心肌病（arrhythmogenic right ventricular cardiomyopathy，ARVC）。鉴于患者已 76 岁、家族中猝死患者发病年龄均较晚，表明该病病程进展较慢、恶性程度较低。根据国内外 ARVC 相关诊治指南，该患者已有明确右室形态及功能异常，属于 ARVC Ⅱ期；在危险分层方面，发生恶性心律失常及猝死的危险分层为中危；在治疗上，主要是应用 β 受体阻滞剂，出现室速时植入 ICD 以预防恶性心律失常，避免剧烈运动和劳累，保证良好睡眠；减轻心脏前、后负荷，预防右心力衰竭。因该病属遗传病范畴，特向患者及家属详细交代病情及预后，建议其做家系筛查以预防恶性事件的发生。

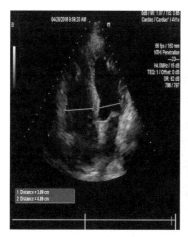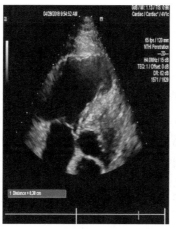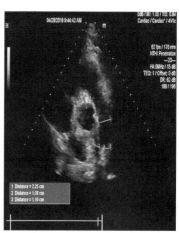

图 7-3　心脏超声显示右室壁异常改变

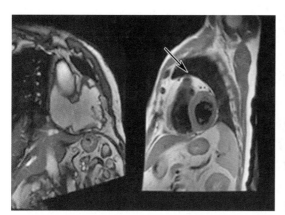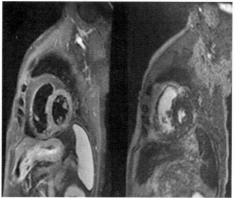

图 7-4　心肌磁共振成像检查显示右室前壁心肌异常改变

随后行 CAG 提示左主干中远段节段性狭窄 50%、前降支近中段节段性狭窄 80%，病变较前加重，于前降支病变处植入 XIENCE Xpedition 3.0mm×15mm 药物涂层支架 1 枚。术后双联抗血小板治疗 12 个月。

【最后诊断】

1. 冠心病，不稳定型心绞痛。
2. 右室心肌病，Ⅱ期。
3. 心律失常，CRBBB、室性期前收缩。
4. 高血压，1 级、高危。

【随访】

经治疗后患者活动后胸痛症状消失，复查 Holter 未见 ST-T 段改变。出院后未再发作胸痛。

【诊治心得】

该患者因恶化劳力型心绞痛入院，静息心电图为窦性心律、CRBBB、V₁～V₄ 导联 T 波倒置，动态心电图未见明确的缺血性 ST 段改变，反复对比后仅发现心率增快时 $V_5 \sim V_6$ 导联 T 波振幅略降低。由于 RBBB 时右胸导联 QRS 时限增宽、呈 M 型、T 波继发性倒置，所以这种情况下非常容易将其判定为 RBBB 图形而忽略其他异常：RBBB 时 QRS-T 的改变通常仅表现在右胸导联（V_1 导联），而本例心电图则表现为 $V_1 \sim V_4$ 导联的 QRS 波都呈 M 型、T 波均倒置，有别于常见的 RBBB 图形；同时在 V_1 导联 QRS 终末部可见一个向上的小棘波，这也是常见 RBBB 中不应有的。导致这些心电图变化的原因是什么呢？带着这些疑惑，当看到 CT 报告考虑右室心肌、乳头肌脂肪变时，会马上想到引起心电图改变的是否为致心律失常右室心肌病（ARVC）？那么，胸导联 $V_1 \sim V_4$ 的 T 波倒置是冠脉病变，还是 ARVC 的表现？这就需要我们仔细鉴别。

冠脉病变所致胸前导联 $V_1 \sim V_4$ 的 T 波倒置，可见于 Wellens 综合征（前降支 T 波综合征）。该 T 波倒置是动态变化的（出现于胸痛缓解期，之后逐渐恢复直立），提示前降支近段严重狭窄，一经诊断，急需介入处理。本例患者冠脉造影确实发现前降支近中段节段性狭窄 80%，但 $V_1 \sim V_4$ 导联 T 波倒置在近 10 年的心电图中均未见到动态变化，所以可除外 Wellens 综合征。

ARVC 是一种以纤维脂肪组织替代心室心肌、以室性心律失常和心脏性猝死（sudden cardiac death，SCD）为主要表现的遗传性心肌疾病。其心电图多表现为：①复极异常：右胸导联 $V_1 \sim V_4$ T 波倒置最常见，其发生率为 19%～94%；②除极异常：不完全性右束支传导阻滞（完全性少见），QRS 波终末激动时间≥55 毫秒，QRS 碎裂波，肢导 QRS 低电压，QRS 波终末部 Epsilon 波（向上小棘波）；③室性心律失常：室性期前收缩、室性心动过速，室性期前收缩多呈左束支阻滞型。本例患者年轻时为飞行员，心电图改变符合上述特点，患者自述 30 岁左右体检时出现频发室性期前收缩，高达每 24 小时几千个（原始记录遗失），因此在 37 岁时停飞。同时 CT 提示右室心肌、乳头肌脂肪变，家族史中有多个兄弟姐妹猝死的记录，这些证据都指向 ARVC。常规超声心动图开始未检出右室病变，这可能是因为右室前壁心包下脂肪沉积在老年人很常见，同时右室又在超声探头的近场，所以超声心动图不易发现这部分无症状的 ARCV 患者。为此我们再次复查了超声心动图，发现右室结构和功能的显著异常，建议 MRI 检查。MRI 是诊断 ARVC 的首选影像学方法。MRI 不仅可以提供心肌的组织学特征，识别心肌内脂肪和纤维，还能评估双心室的结构和功能。该患者的 MRI 检查提示右室结构异常，右室游离壁心肌内可见脂肪浸润和纤维沉积。综合以上家族史、临床表现、心电图和影像学结果，根据 2010 年国际专家组 ITF 发布的该病新的诊断标准，该患者 ARVC 可确诊。该患者在 30 岁左右就出现频发室性期前收缩，表明当时右室心肌已出现病变，但此后 40 余年相对稳定，近年动态心电图更提示室性期前收缩较前反而减少，表明病变进展缓慢；分析其原因，可能与患者停飞后从事行政工作，基本停止高强度体育锻炼，减少了反复右室后负荷增加引起的右室急性扩张和缝隙连接重构，从而减慢了 ARVC 表型发展和病情进展。预后方面，该患者病程进展有导致右心衰竭或突发恶性室性心律失常致 SCD 的风险。因患者既往有晕厥史、右心功能降低，根据相关国际指南评估该患者属于 SCD 中危，估计事件发生率为每年 1%～10%，可考虑 ICD 植入（推荐级别：Ⅱb），但患者迄今未监测到恶性室性心律失常，故选择口服 β 受体阻滞剂等药物治疗下密切观察、动态评估。

小贴士

◇ 老年冠心病患者多支血管病变高发，心电图出现多导联 T 波倒置易被认为是冠状动脉缺血的表现；右束支传导阻滞合并胸前导联 T 波倒置者，更易被先入为主地认为，T 波的改变乃继发于右束支传导阻滞。

◇ 本例老年患者家族中有早年猝死先例，提醒临床医生关注遗传性心脏病的鉴别，通过仔细分析心电图演变，结合超声心动图及心脏磁共振成像结果，最终明确诊断为 ARVC。

◇ 该患者的诊治过程提示大家在临床实践中避免一叶障目，主动思考，不放过任何蛛丝马迹，才能探明真相，才能感受到医学的魅力所在！

（付治卿　李　珊）

参 考 文 献

[1] MARCUS F I, MCKENNA W J, SHERRILL D, et al. Diagnosis of arrhythmogenic right ventricular cardiomyopathy/dysplasia: proposed modification of the task force criteria[J]. Circulation, 2010, 121(13): 1533-1541.

[2] CORRADO D, WICHTER T, LINK M S, et al. Treatment of arrhythmogenic right ventricular cardiomyopathy/dysplasia: an international task force consensus statement[J]. Circulation, 2015, 132(46): 441-453.

[3] TANDY T K, BOTTOMY D P, LEWIS J G.Wellens' syndrome[J]. Ann Emerg Med, 1999, 33(3): 347-351.

[4] NASIR K, BOMMA C, TANDRI H, et al. Electrocardiographic features of arrhythmogenic right ventricular dysplasia/cardiomyopathy according to disease severity: a need to broaden diagnostic criteria[J]. Circulation, 2004, 110(12): 1527-1534.

[5] CORRADO D, THIENE G, NAVA A, et al. Sudden death in young competitive athletes: clinicopathologic correlations in 22 cases[J]. Am J Med, 1990, 89(5): 588-596.

病例 8 >>>

药物涂层球囊在冠状动脉支架再狭窄中的应用

> **导读**：63 岁男性，既往有冠心病病史，曾先后行前降支及右冠状动脉支架植入，因急性冠脉综合征再次入院，造影显示冠状动脉多支病变，原有支架内发生再狭窄，此时治疗该如何选择？在规范冠心病二级预防基础上病变进展的原因是什么？如何干预……

【病史摘要】

患者男性，63 岁，主因"间断胸痛 13 年，再发 4 小时"急诊入院。患者自 2005 年开始出现发作性心前区闷痛，呈压榨性，多为劳累诱发，不伴放射痛，症状持续数分钟，休息可缓解。2006 年 6 月在我院行冠状动脉造影，结果显示前降支近段弥漫性狭窄 90%，第一、二对角支开口局限性狭窄 90%，回旋支、右冠无明显狭窄，遂于前降支植入 Cypher 支架 2 枚，术中发生室颤，电除颤 2 次后恢复窦律。术后长期服用阿司匹林（0.1g/d）及氯吡格雷（75mg/d）等冠心病二级预防药物，病情相对稳定。2011 年 11 月劳累后出现晕厥，持续 3~5 分钟后意识恢复，急诊至原解放军 309 医院就诊，诊断为"急性非 ST 段抬高型心肌梗死"，于右冠植入支架 1 枚（具体型号不详），术后继续口服阿司匹林、氯吡格雷及他汀类药物治疗，病情相对稳定。2018 年 4 月在我院住院期间因拟行胃肠镜检查停用双联抗栓药物，予以达肝素注射液 2 500U/d 桥接治疗 5 天后，晚间散步时出现心前区闷痛，伴出汗，含服硝酸甘油效果差，静脉滴注硝酸异山梨酯（异舒吉）后逐渐缓解，次日出现肌钙蛋白 I 增高，诊断为急性非 ST 段抬高型心肌梗死，予以扩张冠状动脉、抗凝、恢复双联抗血小板药物等治疗后好转。出院后规律口服阿司匹林及氯吡格雷抗血小板治疗。2018 年 5 月 30 日劳累后于出现心前区闷痛，不伴出汗、头晕、恶心等不适，无放射痛，自行含服硝酸甘油 0.5mg 后症状稍缓解，就诊于原解放军 309 医院，查心电图及心肌标志物未见异常，给予硝酸甘油静滴后症状缓解。为进一步治疗转入我院。

既往史：1993 年诊断为高血压；1999 年诊断为痛风；2008 年诊断为糖耐量减低，2018 年 4 月诊断为 2 型糖尿病。

【入院时查体】

体温 36.2℃，呼吸 19 次/min，脉搏 70 次/min，血压 124/70mmHg。

神志清，精神尚可。双肺呼吸音清，双肺未闻及干、湿啰音。心界不大，心率 70 次/min，律齐,各瓣膜听诊区未闻及杂音。腹平软,全腹无明显压痛、反跳痛,肝、脾肋下未触及,肠鸣音正常。双下肢无水肿,双侧足背动脉搏动好。

【辅助检查】

1. 血生化 丙氨酸氨基转移酶 22U/L(正常值 0~40U/L);天冬氨酸氨基转移酶 23U/L(正常值 0~40U/L);肌酐 49μmol/L(正常值 30~110μmol/L);血清尿酸 461μmol/L(正常值 143~444μmol/L);

2. 心肌酶 肌红蛋白定量 42ng/ml(正常值 10~92ng/ml);肌酸激酶 127U/L(正常值 2~200U/L);肌酸激酶同工酶 21.9U/L(正常值 0~24U/L);肌钙蛋白 I 2.44μg/L(正常值 0~0.07μg/L);肌钙蛋白 T 0.156ng/ml(正常值 0~0.1ng/ml);NT-proBNP 55.3pg/ml(正常值 0~450pg/ml)。

3. 血脂 总胆固醇 2.36mmol/L(3.1~5.7mmol/L);甘油三酯 1.73mmol/L(0~1.7mmol/L);高密度脂蛋白胆固醇 0.79mmol/L(1.1~1.6mmol/L);低密度脂蛋白胆固醇 1.11mmol/L(0~3.4mmol/L)。

4. 心电图 窦性心律,正常范围心电图。

【入院诊断】

1. 冠心病,急性非 ST 段抬高型心肌梗死、前降支及右冠状动脉支架植入术后。
2. 高血压,2 级、很高危。
3. 2 型糖尿病,糖尿病大血管病变。
4. 高尿酸血症。

【诊治思路及首要问题】

该患者首要解决的问题是:评估冠状动脉病变情况。患者近 1 个月内发生 2 次急性非 ST 段抬高型心肌梗死:第 1 次是因有创检查停用双联抗栓治疗(dual antiplatelet therapy,DAPT),应用达肝素注射液 2 500U/d 桥接抗凝;第 2 次是在服用 DAPT 的情况下因劳累诱发。急性缺血事件的原因究竟是发生了支架内再狭窄还是原有病变进展?详细回顾患者近年来的心电图,可见胸痛发作时 V_1 导联 T 波增高,而胸痛缓解后 T 波逐渐转为低平。另外,患者前降支、右冠支架植入时间已很长(分别为 12 年和 7 年),需要行冠脉造影明确冠脉病变及支架情况。此外还要关注患者的危险因素控制是否充分?本次入院后患者的 GRACE 评分为中危(119 分),多项指南推荐对该类患者应行积极介入治疗。

【诊治经过】

入院后予以阿司匹林(0.1g/d)+ 氯吡格雷(75mg/d)双联抗血小板、注射用丹参多酚酸盐(200mg/d,静脉滴注)扩张冠状动脉及改善冠脉微循环、注射用磷酸肌酸钠(2g/d,静脉滴注)+ 左卡尼汀注射液(2g/d,静脉滴注)改善心肌能量代谢,以及富马酸比索洛尔(5mg/d)控制心率、瑞舒伐他汀钙片(每晚 10mg)强化调脂等治疗,患者未再发作胸闷不适。

在患者病情稳定后，于 2018 年 6 月 7 日行冠脉造影，提示前降支近中段支架内弥漫性狭窄 50%～70%，第一 / 第二对角支开口局限性狭窄 95%，回旋支远段局限性狭窄 60%，右冠近段支架内再狭窄 30%～40%。术前血管内超声（intravascular ultrasound，IVUS）显示，LAD 支架远端边缘少量纤维斑块，斑块负荷 <30%。LAD 支架内皮化完全，部分节段内膜过度增生及新生动脉粥样硬化斑块，多发表浅脂池伴多发斑块破裂，腔内可见撕裂的内膜片，最大管腔面积（maximum lumen area，MLA）为 3.94mm^2（2.12/2.37mm），支架面积为 7.93mm^2（3.08/3.24mm），晚期管腔丢失为 3.99mm^2。LCX 开口及 LM 内少许纤维斑块。RCA 全程粗大，中段外弹力膜（external elastic membrane，EEM）为 30.26mm^2（6.07/6.40mm），少量纤维钙化斑块。RCA 支架内少量内膜增生，部分支架贴壁不良。根据造影结果，决定对前降支行介入治疗。追加 40mg 肝素，送入 JL3.5 指引导管至左冠开口，送入 BMW 导丝至前降支远段，沿导丝送入 2.5mm×10mm 切割球囊至支架内病变处，以 14atm×10 秒扩张 5 次，再送入 Quantum Maverick 3.0mm×15mm 后扩球囊至病变处以 16～18atm×5 秒扩张 4 次，造影见狭窄减轻，再送入 SeQuent Please 3.0mm×26mm 药物涂层球囊（drug-coated balloon，DCB）至病变处以 12atm×60 秒扩张，重复造影见无残存狭窄及夹层，远端血流 TIMI3 级。术后 IVUS 显示，LAD 经切割球囊及 DCB 后，支架内新生斑块明显压缩，MLA 为 6.49mm^2（2.81/2.96mm），支架面积为 8.64mm^2（3.27/3.38 mm），残余狭窄为 25%。

另外，患者在等待介入治疗过程中完善了辅助检查：

1. 超声心动图 静息状态下未见明显节段性室壁运动障碍。

2. 血栓弹力图 AA 抑制率为 79%；ADP 抑制率为 23.9%；ADP-MA 为 46.8。

3. 氯吡格雷代谢酶基因型检测 慢代谢型。

因此，术后抗栓药物调整为阿司匹林（0.1g，1 次 /d）＋替格瑞洛（90mg，2 次 /d）。1 周后复查血栓弹力图显示，AA 抑制率为 79%，ADP 抑制率为 69%，ADP-MA 为 29.4。术后复查心电图可见 V$_1$ 导联 T 波恢复直立。服用替格瑞洛后，患者一度出现活动后轻微憋气，考虑为替格瑞洛引起的呼吸困难的不良反应，1 周后患者自述憋气症状逐渐减轻。患者经上述治疗后，无胸闷、胸痛发作，1 周后出院。

【最后诊断】

1. 冠心病，急性非 ST 段抬高型心肌梗死、前降支及右冠状动脉支架植入术后、支架内再狭窄药物洗脱球囊治疗后。

2. 高血压，2 级、很高危。

3. 2 型糖尿病，糖尿病大血管病变。

4. 高尿酸血症。

【随访】

出院后患者坚持阿司匹林 ＋ 替格瑞洛双联抗血小板治疗，未再出现胸闷、胸痛、憋气等症状，病情稳定。

【诊治心得】

近年来，我国冠心病经皮冠脉介入术（percutaneous coronary intervention，PCI）例数保

持年均 15%～20% 的快速增长率，PCI 已经是冠心病的主要治疗手段。但随着支架使用数量的增加，支架内再狭窄（in-stent restenosis, ISR）的问题日趋严重。目前 ISR 的治疗方案中单纯球囊扩张术、冠状动脉旁路移植术（coronary artery bypass grafting, CABG）及再次植入支架等治疗方案并不十分理想。一种新的介入治疗技术——药物涂层球囊（drug-coated balloon, DCB）的出现为支架内再狭窄的治疗提供了新的选择。

与药物洗脱支架（drug-eluting stent, DES）相比，DCB 无聚合物基质，又无金属网格残留，减少了内膜炎症反应，降低血栓形成风险，缩短双抗治疗的时间（DCB 术后仅需 1～3 个月双抗治疗），同时保留了必要时后续治疗的机会。DCB 通过局部向冠状动脉血管壁释放抗增殖药物，抑制血管内膜增生。目前 DCB 均使用以紫杉醇为基础的混合药物涂层。DCB 释放药物时，球囊贴覆于血管壁提供了充分的药物接触面积，使脂溶性的紫杉醇能迅速被血管壁组织摄取，提高药物涂层的生物利用度。有研究显示，DCB 与普通球囊相比，治疗二次以上介入复杂病变更加安全、有效，且可降低再次血运重建的发生率。DCB 治疗 ISR 的疗效与 DES 相当，且 DCB 更具安全性。DCB 可以避免再次植入支架，是治疗 DES-ISR 的更优选择。

因此，欧洲心脏病学会（European Society of Cardiology, ESC）于 2010 年首次将 DCB 列入指南推荐，建议在治疗裸金属支架（bare metal stent, BMS）-ISR 时考虑使用 DCB（Ⅱa 类推荐，B 级证据）。2011 年英国国家健康与临床优化研究所（National Institute for Health and Clinical Excellence, NICE）医疗技术咨询委员会（medical technical advisory committee, MTAC）指南也建议使用 DCB 治疗 BMS-ISR。基于越来越多的循证医学证据，ESC 和欧洲心胸外科协会（European Association for Cardio-thoracic Surgery, EACTS）在 2014 年的心肌血运重建指南中对 DCB 的适应证做出了迄今为止最明确的推荐，将 DCB 治疗 ISR（BMS 或 DES 内）列为 Ⅰ 类推荐、A 级证据，正式肯定了 DCB 用于 ISR 治疗的作用和地位。《中国经皮冠状动脉介入治疗指南（2016）》推荐，应用 DCB 治疗 BMS 或 DES 内 ISR 病变作为优先选择的治疗方案。

支架内再狭窄依照形态不同、类型不同，可能采取不同的应对方式，比如支架若膨胀不全可采用高压球囊扩张，支架断裂则可能需要药物球囊扩张甚至再放 1 个支架。因此，应通过 IVUS、OCT 等血管内影像学手段明确再狭窄原因，评估后选择合适的治疗方式。

该患者冠脉造影提示前降支近中段支架内弥漫性狭窄 50%～70%（图 8-1A），右冠近段支架内再狭窄 30%～40%。IVUS 显示 LAD 支架部分节段内膜过度增生及新生动脉粥样硬化斑块，多发、表浅脂池伴多发斑块破裂，腔内可见撕裂的内膜片。RCA 支架内少量内膜增生，部分支架贴壁不良。根据 IVUS 检查结果，予以切割球囊充分预处理后采用 DCB 治疗前降支支架内 ISR。术后复查造影见前降支无残存狭窄及夹层，远端血流 TIMI3 级（图 8-1B）。IVUS 显示支架内新生斑块明显压缩，MLA 为 6.49mm^2（2.81/2.96mm），支架面积为 8.64mm^2（3.27/3.38 mm），残余狭窄为 25%。

术后患者坚持阿司匹林 + 替格瑞洛双联抗血小板、他汀调脂治疗，未再出现胸闷、胸痛、憋气等症状，随访半年病情稳定。

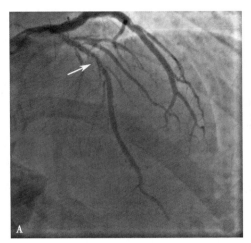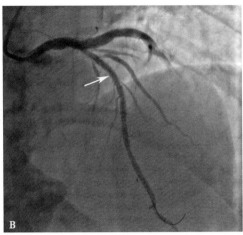

图 8-1 冠脉造影显示药物球囊治疗前后对比
A. 治疗前；B. 治疗后。

小 贴 士

✧ 经皮冠状动脉介入治疗（PCI）是目前冠心病治疗的主要手段之一，极大改善了冠心病患者的预后，但介入治疗后再狭窄一直是其无法摆脱的梦魇。

✧ 随着腔内影像学的发展，腔内影像学指导下的精准冠脉介入治疗均优于造影指导，因此我们应与时俱进，及时更新治疗理念。

✧ 药物洗脱球囊（DCB）无需额外植入，降低支架血栓形成和再次 ISR 风险，缩短双抗治疗的时间，对于老年患者的治疗优势明显。

✧ 在药物基因组学指导下优化药物治疗，如延长双抗时间或强化抗血小板治疗，也是减少 IRS 的重要措施。

（付治卿 李 珊）

参 考 文 献

[1] WINDECKER S, KOLH P, ALFONSO F, et al. 2014 ESC/EACTS Guidelines on myocardial revascularization: The Task Force on Myocardial Revascularization of the European Society of Cardiology（ESC）and the European Association for Cardio-Thoracic Surgery（EACTS）Developed with the special contribution of the European Association of Percutaneous Cardiovascular Interventions（EAPCI）[J]. Eur Heart J, 2014, 35(37): 2541-2619.

[2] 中华医学会心血管病学分会介入心脏病学组, 中国医师协会心血管内科医师分会血栓防治专业委员会, 中华心血管病杂志编辑委员会. 中国经皮冠状动脉介入治疗指南（2016）[J]. 中华心血管病杂志, 2016, 44(5): 382-400.

病例 9 >>>

老 年 晕 厥

> **导读**：老年人晕厥高发，致伤率高，而导致晕厥的病因很多，机制复杂，涉及多个学科。老年人晕厥可以是良性过程也可以是猝死的先兆。如何像福尔摩斯侦探一样快速锁定病因，并制订一套切实可行的治疗方案，很考验医生团队的基本功。请看下面这个病例……

【病史摘要】

患者男性，82 岁，主因"一过性意识丧失 2 小时"以"晕厥原因待查，心源性晕厥？"收入院。患者于 2018 年 3 月 27 日外出聚餐并饮红酒约 50ml，回家爬 2 层楼时略感胸闷，无胸痛、心悸、出汗等症状；开门时突发意识丧失而倒地，无肢体抽搐、口角流涎、大小便失禁等情况。目击者称数秒后患者恢复意识，神志清楚，对答切题，四肢活动如常，但不能回忆摔倒过程，自述感胸闷不适，含服速效救心丸 5 粒及硝酸甘油 0.5mg 后胸闷逐渐缓解，遂送至我院。

既往史：2011 年诊断为高血压，血压最高为 198/110mmHg，规律口服降压药物，血压控制平稳。2017 年 1 月因"急性非 ST 段抬高型心肌梗死"行冠状动脉造影，提示左主干远端节段性狭窄 75%，为溃疡性斑块伴钙化；前降支中段节段性狭窄 80% 伴肌桥，回旋支开口斑块，右冠中段管壁不规则溃疡斑块。于左主干 - 前降支植入 Resolute 3.5mm×30mm 支架 1 枚。术后强化抗栓、降脂等治疗，病情稳定。2017 年 12 月因"高度房室传导阻滞、短阵室性心动过速"行埋藏式心律转复除颤器（implanted cardioverter defibrillation，ICD）植入术，目前起搏器工作正常。另有右侧锁骨下动脉狭窄、陈旧性腔隙性脑梗死等病史。

【入院时查体】

体温 35.6℃，血压 105/52mmHg。

头部无外伤、红肿、疼痛。全身皮肤、黏膜无黄染，浅表淋巴结未及肿大。咽部无充血，双肺呼吸音清。心率 82 次 /min，律齐，主动脉瓣听诊区可闻及 3/6 级收缩期吹风样杂音，向颈部放射。腹软，无压痛及反跳痛，肝、脾肋下未及，肠鸣音正常。

【辅助检查】

1. 血生化　丙氨酸氨基转移酶 11U/L（正常值 0～40U/L）；天冬氨酸氨基转移酶 20U/L

（正常值 0～40U/L）；肌酐 97μmol/L（正常值 30～110μmol/L）；血清尿酸 360μmol/L（正常值 143～444μmol/L）。

2．心肌酶　肌红蛋白定量 339ng/ml（正常值 10～92ng/ml）；肌酸激酶 231U/L（正常值 2～200U/L）；肌酸激酶同工酶 14.6U/L（正常值 0～24U/L）；肌钙蛋白 I 0.293μg/L（正常值 0～0.07μg/L）；肌钙蛋白 T 0.05ng/ml（正常值 0～0.1ng/ml）；脑钠肽前体（NT-proBNP）3 911.9pg/ml（正常值 0～450pg/ml）。

3．心电图　窦性心律，心房感知心室起搏心律。

【入院诊断】

1．晕厥原因待查，心源性晕厥？
2．冠心病，陈旧性心肌梗死、左主干 - 前降支支架植入术后。
3．心律失常，三度房室传导阻滞、短阵室性心动过速、ICD 植入术后。
4．高血压，3 级、很高危。
5．右侧锁骨下动脉狭窄。
6．陈旧性腔隙性脑梗死。

【诊治思路及首要问题】

该患者首要解决的问题是，明确是否存在晕厥、是否能够确定晕厥的病因以及是否属于高危患者。病因不同，晕厥可能预后不同。有的可能预后良好，有的可能危及生命。所以，进行危险分层对指导治疗和减少复发与死亡非常重要。

导致晕厥的原因较多，如心源性晕厥、反射性晕厥、脑源性晕厥及低血糖、低血压、药物性晕厥等；需要完善动态心电图、动态血压、超声心动图（ultrasonocardiography, UCG）、冠脉 CTA、头颅 CT 等检查后明确原因。该患者主动脉瓣听诊区可闻及 3/6 级收缩期吹风样杂音，需重点关注主动脉瓣结构。

【诊治经过】

1．首先确定晕厥是否成立，进行病因方面的鉴别诊断，并做风险评估（图 9-1）。尽管目前还缺乏可靠危险分层依据，但可采纳美国心脏病学学会 / 美国心脏协会 / 美国心律学会的标准，分析短期（晕厥发生 30 天内）与长期危险因素（表 9-1）（随访到 12 个月），对晕厥预后进行评估。该患者发病时完全意识丧失，发作较快且持续时间短，完全自行恢复且无后遗症，有肌紧张消失，符合晕厥的诊断标准，诊断明确。

2．安排合理的辅助检查以明确病因。

（1）头颅 CT：未见明显异常。

（2）超声：双侧颈动脉粥样硬化，未见大于 50% 的狭窄。

（3）UCG（图 9-2）：心脏左室壁增厚，以室间隔明显，左室流出道未见梗阻，静息状态下可见左室侧壁及左室下壁室壁略变薄、回声增强、有瘢痕形成、运动轻度减弱，左室整体收缩功能尚正常；主动脉瓣呈二叶瓣，重度狭窄并轻度关闭不全（钙化性），收缩期主动脉瓣前向血流速度增快[Vmax=5.28m/s，跨瓣压差（PG）峰值为 112mmHg]。

（4）冠脉 CTA：左主干前降支近段支架通畅，右冠管腔轻度狭窄，左回旋支未见明确狭窄。

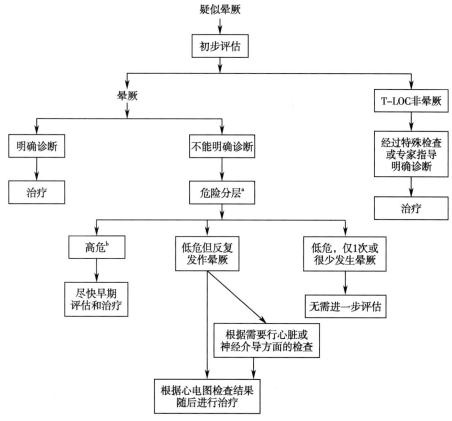

图 9-1　晕厥诊断与评估流程图

ᵃ 可能需要实验室检查；ᵇ 短期发生严重事件的风险。T-LOC：短暂意识丧失。

表 9-1　晕厥的危险因素

项目	短期危险因素（≤30天）	长期危险因素（>30天）
病史	男性	男性
	年老（>60岁）	年老（>60岁）
	无先兆症状	晕厥前无恶心、呕吐
	意识丧失前有心悸	室性心律失常
	劳力性晕厥	肿瘤
	器质性心脏病	器质性心脏病
	心力衰竭	心力衰竭
	脑血管疾病	脑血管疾病
	心脏性猝死家族史	糖尿病
	外伤	$CHADS_2$评分高
体格检查和实验室检查	出血迹象	异常心电图
	持续到生命体征异常	肾小球滤过率降低
	异常心电图	
	肌钙蛋白阳性	

（5）动态血压：24小时平均血压为116/55mmHg。

（6）动态心电图：心房感知心室起搏心律；评估起搏器功能正常。未见恶性心律失常。

结合病史、症状及辅助检查结果，患者晕厥原因考虑为主动脉瓣重度狭窄（aortic stenosis，AS）。主动脉瓣狭窄患者一旦出现症状，生存时间明显缩短，有强手术指征，应积极干预。在完善术前准备后，于2018年6月4日在全身麻醉下行经导管主动脉瓣植入术（transcatheter aortic valve replacement，TAVR）：右侧髂动脉入路，植入VENUS-A直径29mm瓣膜。术后即刻主动脉瓣跨瓣压降至6mmHg，主动脉瓣听诊区收缩期吹风样杂音降至1/6级。经食管超声提示，无瓣膜移位、瓣周漏、主动脉根部及瓣环破裂等并发症。术后坚持双联抗栓治疗6个月。

患者入院时肌红蛋白、CK、肌钙蛋白I轻度增高，心电图并未呈现典型的急性缺血演变，考虑与晕厥倒地时软组织损伤及一过性血压下降导致心肌灌注不足有关。予以阿司匹林100mg/d+氯吡格雷75mg/d联合抗栓、尼可地尔改善冠状动脉微循环、磷酸肌酸钠+左卡尼汀改善心肌能量代谢等治疗，复查上述指标恢复正常。

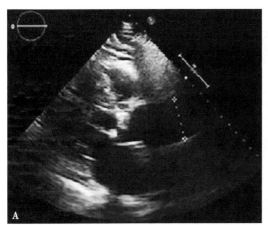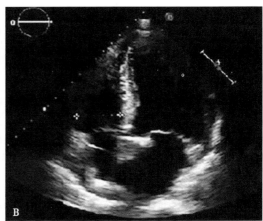

图9-2　TAVR术前心脏超声
A. 主动脉瓣跨瓣压；B. 左室长轴切面。

【最后诊断】

1. 老年退行性瓣膜病，主动脉瓣重度狭窄、经导管主动脉瓣植入术后。

2. 冠心病，陈旧性心肌梗死、左主干-前降支支架植入术后。

3. 心律失常，三度房室传导阻滞、短阵室性心动过速、ICD植入术后。

4. 高血压，3级、很高危。

5. 右侧锁骨下动脉狭窄。

6. 陈旧性腔隙性脑梗死。

【随访】

TAVR术后患者无胸痛、晕厥等症状。1个月后复查UCG，提示收缩期主动脉瓣前向血流速度轻度增快：Vmax=2.76m/s，平均PG为12mmHg，峰压为21mmHg（图9-3）。

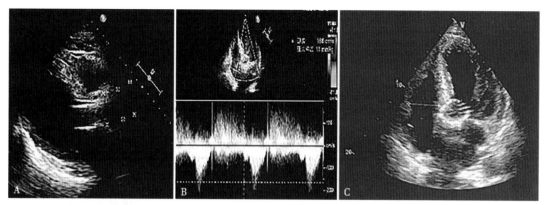

图 9-3　TAVR 术后心脏超声
A. 左室长轴切面；B. 主动脉瓣跨瓣压；C. 四腔心切面。

【诊治心得】

晕厥是指一过性全脑血液低灌注导致的短暂意识丧失。以发生迅速、一过性、自限性且能够完全恢复为特征。采用 ESC 分类方法，依据病理生理特征，可将晕厥分为神经介导性晕厥（反射性晕厥）、直立性低血压晕厥和心源性晕厥三大类。心源性晕厥又分为心律失常性晕厥和器质性心脏病性晕厥。很显然，本病例属于后者。当主动脉瓣严重狭窄，心肌收缩时前向血流受阻，导致心、脑等重要脏器低灌注所致。

随着人口老龄化，老年钙化性主动脉瓣疾病的发病率呈现上升趋势，成为仅次于冠心病和高血压的心血管疾病。我国一项回顾性非随机研究分析提示，50 岁以上的中老年患者主动脉瓣钙化的发病率达 49.38%。随着增龄性变化，钙化性主动脉瓣狭窄的发病率会越来越高，即将成为我国瓣膜病的首要病因。

老年性主动脉瓣狭窄的病因目前尚不清楚。但其病理特征是主动脉瓣的钙化变性（Monckeberg）。最早发生主动脉瓣病变的部位提示，老年性主动脉瓣狭窄的发生可能与瓣膜的机械性劳损有关，而与风湿性、类风湿性或其他炎症性心脏病变无关。老年性主动脉瓣的钙化可从主动脉瓣的主动脉面基底部开始沿纤维板扩展，其特征是瓣膜的游离缘并不受累，这是与风湿性、炎症性主动脉瓣病变的区别所在。同时，老年性主动脉瓣狭窄的瓣膜交界处通常无融合，但瓣膜僵硬而处于半关闭状态，结果引起瓣膜狭窄。另外，钙化可延伸到纤维三角、室间隔肌部和膜部交界处，并可累及心脏的传导系统。在显微镜下，可见无定型的钙质斑块分布于整个胶原纤维层，斑块周围有少量炎性细胞浸润和薄壁血管。

主动脉瓣狭窄的主要血流动力学变化是左室收缩期压力负荷过重，左心室射血的阻抗升高，收缩期末左心室残存的血容量增加，舒张期左心室的容量也相应增加。晕厥是主动脉瓣狭窄的常见临床表现，发生率可占主动脉瓣狭窄的 30% 以上，常在情绪激动或劳力后发生。有的可进一步发展成为阿 - 斯综合征，有的在静息状态下或在身体向前弯曲时发生，或在舌下含化硝酸甘油后诱发，其具体的发生机制目前尚不清楚，可能与以下几个方面有关：

1. 机械性梗阻导致运动后心输出量不足。由于外周血管异常扩张，左心室压力感受器激活致心动过缓，从而造成心输出量降低。

2．并发严重的室性心律失常。由于主动脉瓣狭窄致心肌肥厚和左心室收缩压升高，使心肌氧耗量增高而发生心肌缺血，结果发生心律失常。

3．并发房室传导阻滞、病态窦房结综合征等严重心律失常，尤其在老年患者中更为常见。因该患者发病时已经植入 ICD 起搏器，故晕厥的发生考虑与一过性心输出量下降有关。心绞痛也是主动脉瓣狭窄的常见临床表现，占主动脉瓣狭窄的 20%～60%，心绞痛的发生提示主动脉瓣狭窄已经相当严重，瓣膜面积常在 $0.8cm^2$ 以下。

主动脉瓣狭窄的有效治疗方式曾经只有外科主动脉瓣置换术，由于常规外科手术风险高、创伤大，需要体外循环，而且大部分患者因年龄、左室功能及其他并发症而不得不放弃手术治疗。2002 年，法国的 Criber 教授首次报道采用介入方法经导管植入人工主动脉瓣膜（transcatheter aortic valve replacement，TAVR）的新技术。为不能行外科换瓣手术的严重 AS 患者带来了新的治疗方式。此后十几年来，随着经验的累积和器械的改良，不断推进 TAVR 技术的发展。

老年主动脉瓣狭窄患者治疗决策过程中首先要做的就是评估主动脉瓣狭窄相关症状的严重程度和症状的级别。首次评估应该包括详细病史和体格检查、胸部 X 线片和心电图检查，血液检查应该包括利钠肽检查；超声心动图是评估主动脉瓣狭窄严重程度的重要手段。

对无症状的轻到中度主动脉瓣狭窄患者应每 2 年随访一次，如果症状有变化或者超声心动图诊断结果有变化时，检查的次数可以多一些。

严重主动脉瓣狭窄的定义为瓣膜口增厚钙化，瓣膜口面积减小，平均跨瓣压差 ≥40mmHg。对有症状的、严重主动脉瓣狭窄的患者，目前唯一有效的治疗方法是主动脉瓣置换术。具体是行主动脉瓣生物瓣膜置换术还是行 TAVR，要按照心脏内科医生和心脏外科医生组成的治疗团队给出的方案执行。由于治疗方案取决于临床和影像学检查，所以应该对所有可能需要行 TAVR 的患者进行多层 CT 扫描。CT 扫描能提供血管是否通畅、是否钙化以及血管弯曲度的相关信息，这些信息会直接影响 TAVR 的入路选择。

对于严重主动脉瓣狭窄、难治性肺水肿和休克的患者来说，球囊主动脉瓣成形术可以作为 TAVR 或主动脉瓣置换术的桥梁。它对血流动力学不稳定的患者也是可行的，有重要的临床价值。

对于严重主动脉瓣狭窄但无症状的患者来说，确定手术的最佳时机是一个巨大的挑战，也存在很大的争议。尽管足够的证据表明，如果患者没有出现症状或有正常的左心室收缩功能，那么可以推迟瓣膜置换术。但是，无症状的患者可能会下意识地限制他们的活动以避免出现症状，所以对一些患者应仔细监测其负荷测试结果，明确其血流动力学特征，判断患者是否真正无症状。在这些情况下，国外学者推荐测量呼吸量。

该患者因晕厥住院，超声心动图发现主动脉瓣重度狭窄，跨瓣压为 112mmHg，属于有症状的、严重的主动脉瓣狭窄，具有明确的主动脉瓣置换的指征。但该患者的特点为高龄、主动脉瓣二叶瓣畸形基础上合并重度主动脉瓣狭窄，无论开胸、经导管还是经心尖途径，外科手术风险均为高危。心脏外科经心尖主动脉瓣置换，虽然是微创手术，但还是要开胸，创伤仍较大；其次，目前国内经心尖入路应用的瓣膜对主动脉瓣二叶畸形效果较差。故针对患者的情况，结合 2017 年 ESC/EACTS 及 AHA/ACC 瓣膜病指南，建议该患者行 TAVR 术。这是在充分评估风险后，在心脏内外科、血管外科、麻醉科等多学科团队的协作下，顺利完成 TAVR 手术的成功案例。术后患者恢复好，未再出现晕厥及胸痛等症状。

小 贴 士

◇ 老年人晕厥高发,尤以心源性晕厥危害最大,临床医生应熟悉晕厥的诊断评估流程,尽快明确病因。

◇ 随着人口老龄化,老年钙化性主动脉瓣疾病的发病率呈现上升趋势,钙化性主动脉瓣狭窄即将成为我国瓣膜病的首要病因,临床上应重视心脏听诊,有助于早期诊断。

◇ 对有症状的、严重主动脉瓣狭窄患者,目前唯一有效的治疗方法是主动脉瓣置换术。TAVR使高龄主动脉瓣重度狭窄患者行瓣膜置换术成为可能。

(付治卿　王　亮　骆雷鸣)

参 考 文 献

[1] NISHIMURA R A, OTTO C M, BONOW R O, et al. 2017 AHA/ACC Focused Update of the 2014 AHA/ACC Guideline for the Management of Patients With Valvular Heart Disease: a report of the American College of Cardiology/American Heart Association Task Force on Clinical Practice Guidelines[J]. J Am Coll Cardiol, 2017, 70(2): 252-289.

[2] BAUMGARTNER H, FALK V, BAX J J, et al. 2017 ESC/EACTS guidelines for the management of valvular heart disease: the task force for the management of valvular heart disease of the European Society of Cardiology(ESC) and European Association for Cardio-ThoracicSurgery(EACTS)[J]. Eur Heart J, 2017, 38: 2739-2786.

[3] 唐其柱,许家俐. 晕厥性疾病[M]. 北京:人民卫生出版社,1999.

病例 10 >>>

以头晕、胸闷为首发症状的大面积肺栓塞

> **导读**：急性肺栓塞是常见的心血管系统疾病，也是常见的三大致死性心血管疾病之一。但其临床表现缺乏特异性，容易造成漏诊或误诊，尤其是发生在老年人，多与其他疾病合并存在，临床表现更加不典型，诊断难度也更大。通过对本例老年肺栓塞患者诊疗过程的回顾，可以帮助临床医生熟悉老年人肺栓塞的发病特点、诊断思路和治疗策略。

【病史摘要】

患者男性，77 岁，主因"头晕、胸闷伴气促 4 小时"以"胸闷原因待查"收住院。患者于 2016 年 7 月初在游泳时突发头晕、胸闷，伴气促，1 分钟后自行缓解。后上述症状多次出现，不伴胸痛、冷汗、咳嗽、咯血，无明显呼吸困难，未引起重视。此次症状出现后，自行含服速效救心丸 10 粒后症状无缓解，为进一步诊治收入院。

既往史：有高血压及糖耐量减低病史多年。1998 年冠状动脉造影检查未见明显异常；2006 年查体时发现左室心肌肥厚，以心尖部肥厚为主。另有甲状腺功能亢进及睡眠呼吸暂停综合征等病史。无烟、酒嗜好；父母均有冠心病、高血压等病史。

【入院时查体】

体温 36.3℃，脉搏 75 次 /min，呼吸 18 次 /min，血压 170/79mmHg。

一般情况尚可，颈静脉无怒张，双肺呼吸音清，未闻及干、湿啰音。心率 75 次 /min，律齐，各瓣膜听诊区未闻及杂音。腹软，无压痛及反跳痛，肝、脾肋下未触及，肠鸣音正常，双下肢轻度凹陷性水肿。

【辅助检查】

1．血生化　肌酐 128μmol/L，丙氨酸氨基转移酶 44U/L，天冬氨酸氨基转移酶 38U/L，肌钙蛋白 I 0.038μg/L，肌钙蛋白 T 0.029ng/ml，脑钠肽前体 404.1pg/ml。

2．血气分析　酸碱度测定 7.455，氧分压测定 46.2mmHg，二氧化碳分压测定 33.8mmHg，氧饱和度 84.4%，剩余碱测定 0。

3．凝血功能　血浆 D- 二聚体测定 9.08μg/ml，血浆纤维蛋白原测定 2.36g/L，血浆活化部分凝血酶原时间测定 37.3 秒。

4．心电图（electrocardiogram，ECG）　胸前导联 T 波倒置，较前无明显动态改变。

5. 超声心动图（ultrasonocardiography，UCG） 肺动脉高压（重度，估测肺动脉收缩压为 86mmHg，较 2016 年 4 月明显增高），左房内径 49mm，右房内径 41mm，左室壁肥厚（室间隔 14mm，左室后壁 12mm，左室心尖部厚约 20mm），左室流出道未见梗阻；主肺动脉（28mm）及左、右肺动脉增宽，静息状态下未见明显节段室壁运动障碍，左室射血分数 69%。

6. 肺部 CT 右上肺前段陈旧性病灶，双肺散在泡状肺气肿。

7. 颅脑 CT 左侧侧脑室旁白质腔隙性梗死灶。

【入院诊断】

1. 胸闷原因待查，肺血栓栓塞？肥厚型心肌病？不稳定型心绞痛？
2. 高血压，3 级、很高危。
3. 糖耐量减低。

【诊治思路及首要问题】

该患者首要解决诊断及早期处理问题：胸闷、气促发作是肺栓塞还是心肌缺血所致？患者活动后突发头晕、胸闷、气促伴一过性血氧饱和度下降，血浆 D- 二聚体明显升高，超声心动图提示新发肺动脉高压及右心扩大，临床高度可疑肺栓塞。因入院时生命体征稳定、无不适主诉，入院后予以低分子肝素抗凝治疗，监测动脉血气、心肌标志物及心电图变化，尽早完善 CT 肺动脉造影（computed tomographic pulmonary angiography，CTPA）检查。另外，患者有长期心肌肥厚病史，运动等心肌耗氧增加后也可出现胸闷、气促等症状，需要与之鉴别。

【诊治过程】

入院后给予达肝素钠 2 500U、每 12 小时 1 次，抗凝治疗。CTPA 检查示，肺动脉分叉处、左右肺动脉内可见较大条状低密度充盈缺损，较大条状低密度影大小约 8mm×56mm。右上肺动脉、右下肺动脉、左上肺动脉、左下肺动脉各段动脉内也可见多发低密度充盈缺损（图 10-1）。双下肢静脉超声示，右下肢肌浅静脉末端、小腿肌间静脉陈旧性血栓。

肺栓塞诊断明确，治疗方面调整达肝素钠至 5 000U、1 次 /12h 抗凝治疗，发病 3 周后改为利伐沙班片 20mg、1 次 /d 口服抗凝。8 月 10 日因患者出现痔疮出血，将利伐沙班片减量至 10mg、1 次 /d。

【最后诊断】

1. 急性肺栓塞，低危组。
2. 静脉血栓栓塞症。
3. 高血压，3 级、很高危。
4. 左室心肌肥厚。
5. 糖耐量减低。

【随访】

血浆 D- 二聚体逐渐降至正常，肺动脉收缩

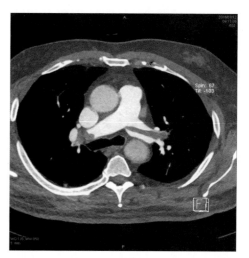

图 10-1 CTPA 可见左、右肺动脉低密度充盈缺损

压降至 32mmHg（恢复至发病前水平），日常活动无不适主诉。半年后复查 CTPA 示，原肺动脉多发低密度充盈缺损消失（图 10-2）；下肢静脉超声示，右下肢小腿肌间静脉陈旧性血栓。

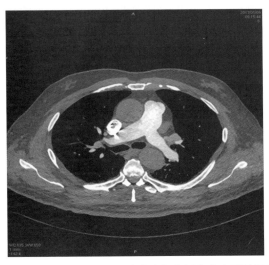

图 10-2　复查 CTPA 所见原肺动脉多发低密度充盈缺损消失

【诊治心得】

患者为老年男性，以突发头晕、胸闷伴一过性血氧饱和度下降入院。实验室检查提示血浆 D- 二聚体明显升高，超声心动图提示肺动脉压明显增高及右心扩大。入院后经 CTPA 证实双肺动脉内多发大面积低密度充盈缺损，肺血栓栓塞症诊断明确，考虑为下肢深静脉血栓形成，血栓脱落导致肺动脉血栓栓塞。经过及时抗凝治疗，恢复良好，目前随访 2 年以上未见肺栓塞复发。此患者发生血栓栓塞的危险因素不多，但仍发生了大面积肺血栓栓塞，需要高度警惕，进而筛查了肿瘤、自身免疫性疾病及易栓症等相关检查，未见明确阳性发现。

肺栓塞（pulmonary embolism，PE）是以各种栓子阻塞肺动脉或其分支为其发病原因的一组疾病或临床综合征的总称，包括肺血栓栓塞症（pulmonary thromboembolism，PTE）、脂肪栓塞综合征、空气栓塞等，其中 PTE 为肺栓塞的最常见类型。引起 PTE 的血栓主要来源于下肢的深静脉血栓形成（deep venous thrombosis，DVT）。PTE 和 DVT 合称为静脉血栓栓塞症（venous thromboembolism，VTE），两者具有相同易患因素，是 VTE 在不同部位、不同阶段的两种临床表现形式。

PE 的发生率随年龄增长而呈指数增加，老年人发病率明显高于青年人。国外流行病学调查发现，PE 的年发生率由 65～69 岁组的 1.8% 逐步增加到 85～89 岁组的 3.1%。Giuntini 等研究发现，PE 的发病高峰在 70 岁左右，男性略提前于女性。来自国内 60 家大型医院的资料显示，住院患者中 PTE 的比例从 1997 年的 0.26‰ 上升到 2008 年的 1.45‰，但目前国内尚无大规模老年人群发病率统计。

任何可导致静脉血流缓慢、血管内皮损伤和血液高凝状态的因素均为 VTE 的危险因素。常见的易患因素中，强易患因素包括重大创伤、外科手术、下肢骨折、关节置换等；中等易患因素包括肿瘤、自身免疫性疾病、遗传性血栓形成倾向、中心静脉置管、卒中偏瘫、慢性心力衰竭、浅静脉血栓形成；易患因素包括卧床大于 3 天、久坐、高龄、静脉曲张等。四川大学华西医院分析了近年该院确诊的 PE 患者，结果显示老年 PE 的独立危险因素为糖尿病、充血性心力衰竭、下肢水肿、严重肺部疾病和卧床大于 3 天。本病例中患者 VTE 的危险因素不多，但仍发生了大面积的 PTE，因此我们筛查了肿瘤、自身免疫性疾病及易栓症等相关检查，未找到明确的证据。但患者有久坐、超重、高血压、糖耐量减低及睡眠呼吸暂停，近期研究认为这些既是致动脉粥样硬化的危险因素，又是 VTE 新的易患因素，且可产生协同作用。另外，患者发病前 3 个月曾有足部皮肤感染病史，不排除皮肤感染导致 DVT 的可能，呼吸系统、口腔、胃肠道、皮肤黏膜等部位感染，病原微生物入血，激活内源性凝血系统，从而导致血栓形成。患者虽然目前无肿瘤证据，但老年人肿瘤往往隐匿，应注意筛查和随访。

急性 PTE 临床表现多种多样，缺乏特异性，主要取决于血管堵塞范围的大小、发生速度和基础心肺状态等，且老年人 PTE 多与其他疾病合并存在，临床表现不典型，因而诊断难度大，易造成漏诊或误诊。对于既往体健的患者，一般当栓塞范围超过血管床的 50% 以上时才出现症状；老年患者不论有无心肺疾病均较易出现症状。呼吸困难及气促是急性 PTE 最常见的症状，呼吸困难在中央型急性 PTE 患者中急剧而严重，而在小的外周型急性 PTE 中通常短暂且轻微；其次为胸闷、胸痛，而较少发生晕厥和咯血。该患者主要表现为间断头晕、胸闷、气促，持续时间短且相对轻微。因此，临床上对出现不明原因的呼吸困难、胸闷、胸痛、晕厥、右心功能不全的老年患者，在排除其他疾病的基础上应重点考虑 PE 的诊断，做到早确诊、早治疗。

对于本病例，在疑诊 PTE 的相关检查中血浆 D- 二聚体和超声心动图发挥了重要作用。D- 二聚体对急性 PTE 诊断敏感度在 92%～100%，对于低或中度临床可能患者具有很高的阴性预测价值。D- 二聚体诊断的特异度随年龄的增长而逐渐降低，80 岁以上的患者降至约 10%，建议使用年龄校正的临界值以提高老年患者 D- 二聚体的评估价值。超声心动图在提示 PTE 诊断和排除其他心血管疾病方面有重要价值。PTE 的超声心动图可表现为直接征象和间接征象，直接征象为发现肺动脉及主要分支或右心腔血栓，但阳性率不足 10%；间接征象多是右心负荷过重的表现，表现为右心室和 / 或右心房的扩大、三尖瓣反流速度加快、肺动脉干增宽等。尽管老年人群中慢性阻塞性肺疾病、肺炎等肺部疾病也可表现为肺动脉压力升高，但根据临床经验，一般肺动脉压力较前升高 30mmHg 以上，应高度可疑急性 PE 可能。因此，该患者血浆 D- 二聚体明显升高、心肌损伤标志物阴性，同时结合超声心动图的典型表现，为在确诊 PTE 前尽早抗凝治疗提供了重要依据。

对于血流动力学稳定的 PTE 疑诊患者，指南推荐将 CTPA 作为首选的确诊检查手段；如果存在 CTPA 检查相对禁忌（如造影剂过敏、肾功能不全、妊娠等），建议选择其他影像学确诊检查，如核素肺通气 / 灌注显像、磁共振肺动脉造影等。对临床高度疑诊的 VTE 患者，如果没有抗凝禁忌，出血风险评估若无出血风险，在等待检查确诊的同时，即可开始应用胃肠外抗凝治疗。对于该患者因临床高度可疑 VTE，因此在确诊之前我们已经予以低分子肝素抗凝治疗。

抗凝治疗是 PTE 的基础治疗手段，可以有效地防止血栓再形成和复发，同时促进机体自身纤溶机制溶解已形成的血栓。低分子肝素和磺达肝癸钠发生大出血或肝素诱导的血小板减少症的风险较低，首选用于 PTE 患者的初始抗凝治疗。胃肠外初始抗凝治疗启动后，应根据临床情况及时转换为口服抗凝药物，我们是应用低分子肝素 3 周后改为利伐沙班口服抗凝。抗凝治疗疗程至少 3 个月，3 个月后是否需要延展期抗凝治疗需要在出血和血栓复发之间寻求最佳平衡点。本例患者起始利伐沙班剂量为20mg、1次/d，应用12天后由于痔疮出血将利伐沙班减量至10mg，继续应用4个月后停用。目前随访2年以上，未见血栓复发和出血不良事件。接受抗凝治疗的患者，目前尚无准确方法评估出血风险，出血危险因素包括高龄、肝肾功能不全、肿瘤、合并应用抗血小板药物等，由于高龄老人并发症多、器官功能减退、用药复杂，在抗凝过程中需充分评估获益/风险比，选择个体化治疗方案。

不伴休克或持续性低血压的急性PTE患者，不推荐常规全身溶栓治疗。皮下注射低分子肝素或磺达肝癸钠是大多数不伴血流动力学障碍的急性PTE患者治疗的最佳选择。该患者虽PTE范围较广，但经过积极、充分抗凝治疗后日常活动无不适，肺动脉压力降至正常。

小　贴　士

◇ 肺栓塞临床表现多种多样，症状缺乏特异性，对出现不明原因的呼吸困难、胸闷、胸痛、晕厥，特别是伴右心功能不全的老年患者，应重点考虑肺血栓栓塞症的诊断。

◇ 超声心动图简便易行，在提示诊断、预后评估和排除其他心血管疾病方面具有重要价值。

◇ 对临床高度疑诊的肺血栓栓塞症患者，如果没有抗凝禁忌，在等待检查确诊的同时，应尽早进行胃肠外抗凝治疗。

（肖文凯　鲁晓春　曹　剑）

参 考 文 献

[1] 中华医学会呼吸病学分会肺栓塞与肺血管病学组. 肺血栓栓塞症诊治与预防指南[J]. 中华医学杂志, 2018, 98（14）: 1060-1087.

[2] KNIFFIN W D Jr, BARON J A, BARRETT J, et al. The epidemiology of diagnosed pulmonary embolism and deep venous thrombosis in the elderly[J]. Arch Intern Med, 1994, 154（8）: 861-866.

[3] GIUNTINI C, DI RICCO G, MARINI C, et al. Pulmonary embolism: epidemiology[J]. Chest, 1995, 107（1 Suppl）: 3S-9S.

[4] 徐晓峰, 杨媛华, 翟振国, 等. 内科重症监护病房中深静脉血栓的发病情况及危险因素分析[J]. 中华流行病学杂志, 2008, 29（10）: 1034-1037.

[5] 中华医学会心血管病学分会肺血管病学组. 急性肺栓塞诊断与治疗中国专家共识（2015）[J]. 中华心血管病杂志, 2016, 44（3）: 197-211.

[6] 陈央, 周海霞, 胡月红, 等. 老年和非老年肺栓塞的危险因素血栓风险评估量表的预测价值[J]. 中华医学杂志, 2017, 97（10）: 755-760.

[7] RIGHINI M, GOEHRING C, BOUNAMEAUX H, et al. Effects of age on the performanceofcommondiagnostic tests for pulmonary embolism[J]. Am J Med, 2000, 109（5）: 357-361.

[8] BULLER H R, DAVIDSON B L, DECOUSUS H, et al. Subcutaneous fondaparinux versus intravenous unfractionated heparin in the initial treatment of pulmonary embolism[J]. N Engl J Med, 2003, 349（18）: 1695-1702.

[9] BULLER H R, DAVIDSON B L, DECOUSUS H, et al. Fondaparinux or enoxaparin for the initial treatment of symptomatic deep venous thrombosis: a randomized trial[J]. Ann Intern Med, 2004, 140（11）: 867-873.

病例 11 >>>

心房扑动合并缓慢心室率的治疗

导读：88 岁男性，因心房扑动伴心动过缓入院。这种情况下，针对房扑的治疗无论是药物复律还是电复律，均存在发生严重心动过缓，甚至窦性停搏的危险！医生该如何应对？

【病史摘要】

患者男性，88 岁，主因"发现心动过缓 1 个月余"，以"心动过缓原因待查"收入院。患者于 2017 年 3 月在家自测血压时发现脉搏缓慢，约 40 次 /min，血压正常范围，无心悸、胸闷、胸痛，无头晕、黑蒙、晕厥，未在意。后多次自测脉搏，多在 40～50 次 /min，最慢为 38 次 /min，为进一步诊治来医院。心电图提示心房扑动（简称房扑），房室呈（4～6）:1 传导。

既往史：1989 年诊断为 2 型糖尿病，1993 年诊断为冠心病，2006 年诊断为高血压，2007 年诊断为腔隙性脑梗死。1974 年曾患左侧大叶性肺炎，已治愈。1974 年诊断为急性甲型肝炎，已治愈。无嗜酒，吸烟 20 年余，3～5 支 /d。

【入院时查体】

体温 36℃，脉搏 41 次 /min，呼吸 18 次 /min，血压 154/65mmHg。

一般情况可，双肺呼吸音清，双肺未闻及干、湿啰音。心率 48 次 /min，律不齐，心脏各瓣膜听诊区未闻及病理性杂音。腹软，无压痛及反跳痛，肠鸣音正常。双下肢轻度水肿。

【辅助检查】

1. 心电图　心率 47 次 /min，心房扑动，房室呈（5～6）:1 传导，ST-T 段改变（图 11-1）。
2. 血常规　血红蛋白 124g/L，白细胞及中性粒细胞正常范围。
3. 血生化　尿素 12mmol/L，肌酐 119μmol/L，血糖 7.59mmol/L，总胆固醇 3.56mmol/L，甘油三酯 0.9mmol/L，高密度脂蛋白胆固醇 1.49mmol/L，低密度脂蛋白胆固醇 1.87mmol/L，肝功能、电解质正常范围。脑钠肽前体 1 580.4pg/ml。
4. 凝血功能　正常范围。
5. 心肌标记物　正常范围。
6. 甲状腺功能　正常范围。
7. 肺 CT　右肺上叶后段、右肺中叶炎性肉芽肿病变；双肺散在陈旧性条索。

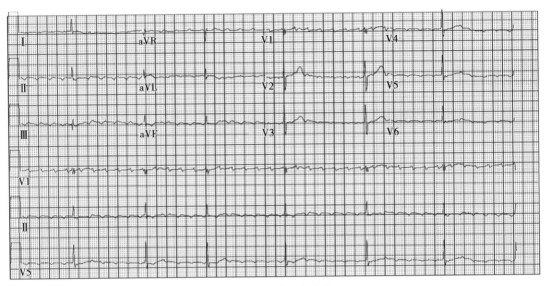

图 11-1 入院时心电图

8. 超声心动图 左室射血分数 60%，左房内径 41mm，右房内径 41mm，肺动脉压增高（估测肺动脉收缩压为 56mmHg），二尖瓣与三尖瓣轻中度反流，主动脉瓣与肺动脉瓣轻度反流。

【入院诊断】

1. 心律失常，持续性心房扑动伴缓慢心室率。
2. 高血压，2 级、很高危。
3. 冠心病，稳定型心绞痛。
4. 2 型糖尿病。
5. 陈旧性腔隙性脑梗死。

【诊治思路及首要问题】

患者因脉搏减慢来诊，心电图提示持续性心房扑动伴缓慢心室率，诊疗思路围绕三个方面：①完善相关检查，明确可逆致病因素。②分析节律管理的获益及风险，评估有无房扑药物转复、射频消融手术或植入心脏永久性起搏器的指征。行 24 小时动态心电图（Holter）监测，以明确心律失常类型及严重程度。③完善血栓及出血风险评估，给予合理的抗栓抗凝治疗。

【诊疗经过】

入院后持续心电监护，血压、脉氧饱和度均在正常范围。24 小时动态心电图提示，心房扑动伴心室长间歇［房室呈（2～7）:1 下传］，全天总心搏 58 616 次；平均心率 41 次 /min，最快心率 63 次 /min，最慢心率 32 次 /min（发生在凌晨 4:00 睡眠中）；R-R 间期大于 2.0 秒，共117 次，最长 2.1 秒。先后给予茶碱缓释胶囊每次 0.1g、2 次 /d，宁心宝胶囊每次 0.5g、3 次 /d 等药物对症治疗，心室率波动在 40～50 次 /min，无日常活动后心悸、胸闷、头晕、黑矇、晕厥等心动过缓相关症状。

如持续性房扑伴缓慢心室率，考虑存在高度房室传导阻滞可能性大，但患者平均心率在 40 次 /min 以上，无≥3 秒 R-R 长间歇，无心动过缓相关症状，暂无行永久性起搏器植入术适应证。另外，根据心电图表现，该患者心房 F 波频率约 300 次 /min，Ⅱ、Ⅲ、aVF 导联的 F 波呈负向波，在Ⅰ导联呈低电压波形，V_1 导联呈正向波，考虑为典型的心房扑动（右心房内激动顺序为逆时针方向折返），理论上该类型房扑行射频消融手术成功率在 90% 以上，复发率较低。但该患者心电图提示 F 波与 R 波比值大于 5∶1，心室率在 40 次 /min 左右，考虑存在二度或二度以上房室传导阻滞，复律后或行射频消融术后很可能出现极缓慢的心室率甚至停跳，需要植入心脏起搏器以保障安全，方能考虑射频消融手术。

经与患者及家属反复沟通，因该患者高龄，目前无明显症状，家属拒绝行永久性起搏器植入术，故未行复律或房扑射频消融手术。嘱其慎用任何可能减慢心率或加重房室传导阻滞的药物，密切观察心率变化。

此外，根据 2016 年欧洲房颤管理指南，建议所有房颤或房扑的患者均应评估其血栓栓塞风险（CHA_2DS_2-VASc 评分，表 11-1）及出血风险（HASBLED 评分，表 11-2）。而房扑患者的抗凝策略与房颤患者相同。

表 11-1　非瓣膜性房颤患者卒中风险的 CHA_2DS_2-VASc 评分

危险因素	积分 / 分
充血性心力衰竭 / 左室功能障碍（C）	1
高血压（H）	1
年龄≥75 岁（A）	2
糖尿病（D）	1
卒中 /TIA/ 血栓栓塞病史（S）	2
血管疾病（V）	1
年龄 65～74 岁（A）	1
性别（女性）（Sc）	1
最高分	9

注：TIA：短暂性脑缺血发作。

表 11-2　非瓣膜性房颤患者出血风险的 HAS-BLED 评分

临床特点	计分 / 分
高血压（H）	1
肝肾功能异常（各 1 分）（A）	1 或 2
卒中（S）	1
出血（B）	1
INR 值易波动（L）	1
年龄 >65 岁（E）	1
药物或嗜酒（各 1 分）（D）	1 或 2
最高分	9

注：H，高血压未控制（收缩压 >160mmHg）；肝功能异常定义为慢性肝病（如肝硬化）或生化指标提示有明显的肝功能异常（胆红素 >2 倍正常上限，且 ALT 或 AST 或 ALP>3 倍正常上限），肾功能异常定义为慢性透析或肾移植或血清肌酐≥200μmol/L；出血指既往出血史和 / 或出血倾向；INR 值易波动指 INR 不稳定，在治疗窗内的时间 <60%；药物指合并应用抗血小板药物或非甾体抗炎药。

该患者血栓 CHA_2DS_2-VASc 评分为 5 分(高血压记 1 分,年龄>75 岁记 2 分,2 型糖尿病记 1 分,血管疾病记 1 分,共计 5 分),HASBLED 评分为 2 分(年龄>65 岁记 1 分,高血压记 1 分,共计 2 分),为血栓风险高危、出血风险低危患者,结合患者高龄等特点,给予利伐沙班片 10mg、1 次 /d 抗凝治疗。

另给予降压、调脂、降糖、扩冠等常规治疗,包括单硝酸异山梨酯缓释片每次 30mg、1 次 /d,硝苯地平缓释片每次 30mg、1 次 /d,瑞格列奈片每次 0.5mg,2 次 /d,厄贝沙坦片每次 150mg、1 次 /d,以及普伐他汀钠片每次 40mg、1 次 / 晚。

【最后诊断】

1. 心律失常,持续性心房扑动。
2. 高血压,2 级、很高危。
3. 冠心病,稳定型心绞痛。
4. 2 型糖尿病。
5. 陈旧性腔隙性脑梗死。

【随访】

出院后患者自行监测脉搏,多在 40～55 次 /min,日常活动无明显心悸、头晕、晕厥、胸闷等不适。出院后 1 年再次复查动态心电图(24 小时):总心搏 55 067 次,最高心率 56 次 /min,最低 33 次 /min(发生在夜间睡眠中),平均 40 次 /min,均为房扑心律,最长 R-R 间隔 2.2 秒。因患者无心动过缓相关症状,心率变化不大,继续上述治疗。经充分并恰当抗凝治疗,患者未发生血栓及出血并发症。

【诊治心得】

高龄患者出现房扑合并缓慢心室率时,治疗需要多方面考虑,权衡利弊。

根据 2016 年欧洲房颤管理指南、2013 年 EHRA/ESC 心脏起搏器和心脏再同步治疗指南及 2017 年 HRS/EHRA/ECAS/APHRS/SOLAECE 房颤导管消融及外科消融专家共识,房颤 / 房扑的诊疗包括可逆因素的管理、节律控制及抗凝治疗等环节。

1. 房颤 / 房扑的病因

(1)电生理机制:包括触发机制(心房及肺静脉内的异位兴奋灶发放的快速冲动)和维持机制(多发子波折返、局灶激动及转子学说)。

(2)病理生理学机制:包括心房重构、肾素 - 血管紧张素 - 醛固酮系统作用、炎症因子和氧化应激、自主神经系统作用等。

2. 危险因素及相关疾病　研究显示,多个临床危险因素(老年、高血压、糖尿病、心肌梗死、心脏瓣膜疾病、心力衰竭、肥胖、呼吸睡眠暂停、心胸外科手术、吸烟、运动、饮酒、甲状腺功能亢进、脉压增大等)、心电图和超声心动图指标(左心室肥厚、左心房增大、左心室短轴缩短率降低、左心室壁厚度增加)、血清生物标志物(C 反应蛋白、血浆脑钠肽)与房颤发生风险增加密切相关。而在房颤的治疗中,应积极管理可以逆转的危险因素,如高血压、吸烟、饮酒、呼吸睡眠暂停、肥胖、甲状腺功能亢进等。

3. 房颤的"MYAH 分级"　依据患者症状以及对日常生活的影响,将房颤分为 4 个等级：①EHRA 1 级：无症状。②EHRA 2 级：2a 级指症状轻微，一般正常体力活动不受限制；2b 级指存在中度的症状，一般正常体力活动也不受其影响。③EHRA 3 级：症状严重，日常活动明显受限。④EHRA 4 级：不能从事任何活动。

4. 抗凝治疗 房颤 / 房扑患者的血栓栓塞风险是连续的和不断变化的，所有房颤 / 房扑患者均应定期评估其血栓栓塞风险。指南推荐应用 CHA$_2$DS$_2$-VASc 评分预测卒中风险（表 11-1），应用 HASBLED 评分预测出血风险（表 11-2），对于所有 CHA$_2$DS$_2$-VASc 评分 > 1 分的房颤 / 房扑患者，均建议使用口服抗凝药物。若无禁忌证，非瓣膜性房颤 / 房扑患者建议首选新型口服抗凝药物（如达比加群酯或利伐沙班），对于不能应用新型口服抗凝药物的患者（如机械瓣换瓣术后或二尖瓣中重度狭窄的患者），建议给予华法林抗凝，同时维持国际标准化比值（INR）应在 2～3 为宜。

不推荐单用抗血小板药物来预防房颤卒中的发生。对于外科堵塞或切除左心耳的术后患者，仍推荐长期使用抗凝治疗。对于行房颤 / 房扑射频消融手术的患者，应根据 CHA$_2$DS$_2$-VASc 评分确定是否继续服用抗凝药物。对于出血高危的患者，应注意纠正增加出血风险的可逆的危险因素以降低抗凝药物相关的出血风险。

对于房颤合并冠心病患者的抗栓治疗，指南推荐：稳定型冠心病合并房颤、有卒中风险的患者，在 PCI 支架术后推荐使用阿司匹林、氯吡格雷、口服抗凝药，3 种药物联合治疗 1 个月；急性冠脉综合征合并房颤、有卒中风险的患者，在 PCI 支架术后推荐使用 3 种药物联合治疗 1～6 个月；若未植入支架，推荐使用阿司匹林或氯吡格雷，再加口服抗凝药物 2 种药物联合治疗 12 个月；抗凝和抗血小板药物联合使用，尤其是三联同时合用时，用药时程应尽量缩短，同时平衡冠状动脉缺血和出血的风险；对于某些患者，使用氯吡格雷加口服抗凝药的双联治疗方案可以替代三联治疗方案。

5. 抗心律失常治疗 指南推荐，在控制心室率方面，以左室射血分数（left ventricular ejection fraction，LVEF）40% 作为分界线，LVEF≥40% 的患者，β 受体阻滞剂、非二氢吡啶类钙拮抗剂、洋地黄类药物均可用于控制心室率；对于 LVEF<40% 的患者，避免使用非二氢吡啶类钙拮抗剂，β 受体阻滞剂应从小剂量开始，逐渐增加。胺碘酮不推荐作为控制心室率长期使用，仅在房颤急性发作时使用，一般使用非二氢吡啶类钙拮抗剂、β 受体阻滞剂、洋地黄类药物等作为长期使用控制心室率的药物。房颤患者心率控制的起始靶目标为安静状态下<110 次 /min。

此外，在节律控制方面，合并以下情况时应积极转复为窦性心律：①阵发性房颤、房扑心室率快、血流动力学不稳定者；②病史未超过 1 年者；③左房未扩大者；④无附壁血栓者；⑤查明并处理可能存在的诱发或影响因素后房颤、房扑仍然存在者；⑥排除病态窦房结综合征者。当合并以下情况时，不推荐使用心律失常药物治疗，包括 QT 间期延长（大于 0.5 秒）或者严重的窦房结、房室结疾病没有起搏器的保护。当患者拒绝或不适合做房颤射频，且抗心律失常药物加重窦房结功能异常时，可考虑行心脏起搏治疗，以延续抗心律失常药物的治疗。

关于房颤导管消融的适应证，专家共识推荐如下：对于应用至少一种Ⅰ类或Ⅲ类抗心律失常药物治疗无效或不能耐受的症状性房颤，可考虑导管消融治疗，其中阵发性房颤为Ⅰ类推荐，而持续性房颤为Ⅱa 类推荐，长程持续性房颤为Ⅱb 类推荐；对于未应用Ⅰ类或Ⅲ类抗心律失常药物治疗的症状性房颤、阵发性房颤和持续性房颤均为Ⅱa 类推荐，而长程持续性房颤仍为Ⅱb类推荐。

关于房扑或房颤患者的起搏器植入指征：当发作性房室传导阻滞（包括房颤合并缓慢心室传导）患者的起搏器植入指征与持续性房室传导阻滞相同，仅合并三度或二度Ⅱ型房室传导阻滞时是指南推荐的适应证。通常包括：①有房室阻滞所致的症状性心动过缓（包括心力衰竭）或继发于房室阻滞的室性心律失常；②需要药物治疗其他心律失常或其他疾病，而所用药物可导致症状性心动过缓；③虽无临床症状，但业已证实心室停搏≥3秒或清醒状态时逸搏心率≤40次/min，或逸搏心律起搏点在房室结以下者；④清醒状态下无症状的房颤和心动过缓者，有1次或更多至少5秒的长间歇。

对于该患者，既往心电图存在窦性心动过缓，入院时心电图提示房扑伴（5～7）∶1传导，考虑患者存在窦房结、房室结双结病变的可能，在充分抗凝的前提下行药物复律、电复律甚至房扑的射频消融术后可能能终止房扑心律，但随之而来的可能是极缓慢的心室率，甚至心脏停搏！这时需要根据缓慢型心律失常的相关指南，判断是否符合行心脏永久性起搏器植入术的适应证，在有起搏器保驾的情况下进行复律，将大大提高安全性。而该患者明确拒绝起搏器植入治疗，故转复房扑心律面临较大风险，最终未能行复律、射频消融手术或起搏器植入术。另外根据相关指南，不推荐抗心律失常药物在以下情况下使用：QT间期延长（大于0.5秒）或者严重的窦房结、房室结疾病没有起搏器的保护，故该患者不宜应用抗心律失常药物，应严密监测心率变化。

若患者心室率持续降低（持续低于40次/min或持续性房扑心律时出现R-R间期大于5秒的长间歇）或出现心动过缓相关症状，则应考虑心脏永久性起搏器植入治疗；或若患者持续性心房扑动引起心功能衰竭或其他相关症状，必须给予抗心律失常的药物或手术治疗时，也应该考虑心脏起搏植入治疗，以确保和延续抗心律失常药物的治疗。

此外，根据2016年欧洲房颤管理指南，无论阵发性房扑或持续性房扑，甚至是行房扑射频消融术后的患者，均推荐使用CHA_2DS_2-VASc评分预测房颤卒中风险。对于所有CHA_2DS_2-VASc评分>1分的房颤/房扑患者，均建议使用口服抗凝药物，且若无禁忌证，建议首选新型口服抗凝药物（如达比加群酯或利伐沙班）。所以，该患者无论接受哪种节律管理治疗，均应接受抗凝治疗。

患者同时有冠心病病史，病情稳定。根据COMPASS研究结果，单用利伐沙班能够较单用阿司匹林更有效地降低稳定型冠心病或外周动脉疾病患者主要不良心血管事件的发生风险，故该病例选择单用利伐沙班，既兼顾房扑的抗凝治疗，又兼顾到冠心病的抗栓治疗，一举两得。之后的随访证实，利伐沙班10mg、1次/d的抗凝治疗策略对高龄患者的有效性和安全性。

小　贴　士

◇ 高龄患者出现房扑/房颤合并缓慢心室率时，纠正心律失常需谨慎。

◇ 每一位房颤/房扑患者的治疗策略，都应该围绕可逆致病因素的管理、节律的管理及抗凝管理3个方面进行。

◇ 高龄房颤/房扑患者的治疗更加复杂，需要多方面考虑、权衡利弊、个性化处理，以期达到治疗获益最大化。

（王海军　李蕊君　李世军　司全金）

参 考 文 献

[1] European Society of Cardiology(ESC), European Heart Rhythm Association(EHRA), BRIGNOLE M, et al. 2013 ESC guidelines on cardiac pacing and cardiac resynchronization therapy: the task force on cardiac pacing and resynchronization therapy of the European Society of Cardiology(ESC). Developed in collaboration with the European Heart Rhythm Association(EHRA)[J]. Europace, 2013, 15(8): 1070-1118.

[2] CALKINS H, HINDRICKS G, CAPPATO R, et al.2017 HRS/EHRA/ECAS/APHRS/SOLAECE expert consensus statement on catheter and surgical ablation of atrial fibrillation[J]. Heart Rhythm, 2017, 14(10): e275-e444.

[3] KIRCHHOF P, BENUSSI S, KOTECHA D, et al. 2016 ESC Guidelines for the management of atrial fibrillation developed in collaboration with EACTS[J]. Europace, 2016, 18(11): 1609-1678.

[4] 黄从新, 张澍, 黄德嘉, 等. 心房颤动: 目前的认识和治疗建议—2015[J]. 中国心脏起搏与心电生理杂志, 2015, 29(5): 377-434.

[5] EIKELBOOM J W, CONNOLLY S J, BOSCH J, et al. Rivaroxaban with or without Aspirin in Stable Cardiovascular Disease: Randomized Controlled Trial[J]. N Engl J Med, 2017, 377(14): 1319-1330.

病例 12 >>>

陈旧性心肌梗死患者出现间歇性缓慢型心律失常的处理

> **导读：** 93 岁男性，在陈旧性心肌梗死、冠状动脉严重三支病变的基础上突然出现三度房室传导阻滞，出现这种心律失常的原因如何考虑？心律失常是否可逆？是否需要接受心脏起搏器植入术……

【病史摘要】

患者男性，93 岁，主因"胸闷伴心率减慢 2 小时"以"心动过缓"收住院。患者于 2016 年 7 月 13 日早餐后无明显诱因出现胸闷，无胸痛、憋气、黑矇、恶心、头晕等，持续约 5 分钟胸闷症状改善，后自测脉搏 30～40 次 /min，遂于急诊就诊。心电图提示三度房室传导阻滞，给予异丙肾上腺素缓慢静脉滴注后，心率缓慢升至 40～50 次 /min，半小时后停用异丙肾上腺素静滴。

既往史：1964 年诊断为冠心病。2008 年 11 月曾突发意识丧失，心电图提示室颤，经心肺复苏成功后行急诊冠脉造影提示前降支近中段 95% 以上局限性狭窄，间隔支开口 95% 以上狭窄，回旋支近中段起长病变，累及第二钝缘支开口，狭窄程度 95%，右冠自开口完全闭塞，未行血运重建，长期内科药物治疗。1985 年诊断为高尿酸血症。1988 年诊断为高血压。1995 年诊断为 2 型糖尿病。2006 年诊断为高分化肝细胞癌，行肝癌经导管动脉化疗栓塞术（transcatheter arterial chemoembolization，TACE）治疗。饮酒史 36 年，白酒 100～200g/d，已戒酒 26 年；吸烟 74 年，20～40 支 /d，戒烟 5 年。

【入院时查体】

身高 158cm，体重 66kg，体温 36.2℃，脉搏 42 次 /min，呼吸 18 次 /min，血压 124/58mmHg。

一般情况可，双肺呼吸音清，双下肺可闻及少量湿啰音。心率 48 次 /min，律不齐，各瓣膜听诊区未闻及明显杂音。腹软，无压痛及反跳痛，肠鸣音正常。双下肢不肿。

【辅助检查】

1. 心电图　心率 46 次 /min，窦性停搏，交界性逸搏心律，Ⅰ、aVL 导联 T 波低平，V_4～V_6 导联 ST 段压低 0.05mV 伴 T 波改变（图 12-1）。

2. 血生化　血尿酸 635mmol/L，总胆固醇 4.14mmol/L，甘油三酯 2.70mmol/L，高密度脂蛋白胆固醇 0.84mmol/L，低密度脂蛋白胆固醇 2.51mmol/L，血钾 4.51mmol/L，肝、肾功能正常。

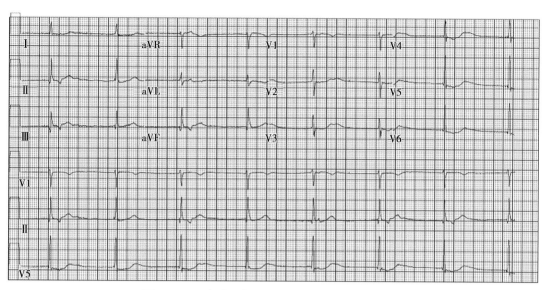

图 12-1　入院时心电图：窦性停搏，交界性逸搏心律

3. 血常规　血红蛋白112g/L，白细胞及中性粒细胞正常范围。

4. 凝血功能　正常范围。

5. 心肌标记物　脑钠肽前体713.6pg/ml，其余均在正常范围。

6. 甲状腺功能　正常范围。

7. 肺CT　左下肺前内基底段、右上肺后段结节影，结合临床考虑肝癌肺转移。气管隆嵴下淋巴结影短径8mm。双肺肺气肿，左上肺肺大疱。双下肺间质性改变。右肺中叶陈旧性病变。

8. 超声心动图　左室舒张末内径49mm，左室射血分数54%，节段性室壁运动障碍（左室后下壁、左室前间壁心尖段、室间隔心尖段、左室前壁心尖段），肺动脉收缩压47mmHg。

9. 腹部超声　肝右叶病灶微波治疗后改变，建议必要时其他影像学检查。肝右前叶不均质回声肿块，建议必要时行其他影像学检查。脂肪肝；胆囊结石；胰腺多发小囊肿，胰腺钙化灶，主胰管扩张，双肾囊肿，前列腺增生伴钙化。

【入院诊断】

1. 心律失常，窦性心动过缓、窦性停搏、交界性逸搏心律、间歇性三度房室传导阻滞。

2. 冠心病，稳定型心绞痛、陈旧性心肌梗死。

3. 高血压，3级、很高危。

4. 2型糖尿病。

5. 高尿酸血症。

6. 高分化肝细胞癌，肝癌TACE术后肺转移。

【诊治思路及首要问题】

患者因心动过缓来诊，心电图明确诊断窦性心动过缓、窦性停搏及交界性逸搏心律。首要问题是评估心律失常的病因及严重程度，确定是否需要植入永久性心脏起搏器，即需要明确患者的心律失常是否与心肌缺血有关？有无药物或其他因素影响？该心律失常是否为可逆性？危害如何？是否需要积极药物干预，甚至植入心脏起搏器治疗？

【诊治过程】

入院后给予心电监护，行 24 小时动态心电图（Holter）监测及复查心肌标记物，以便明确心律失常严重程度、寻找有无缺血证据。患者入院后未再出现胸闷症状，血压正常范围，给予静脉滴注异丙肾上腺素注射液后，约 20 分钟心率逐渐升至 40～50 次 /min，心电监护提示窦性心动过缓，三度房室传导阻滞消失，停用异丙肾上腺素注射液，后心率为 50～70 次 /min。

分析该患者出现一过性三度房室传导阻滞原因有：①药物影响：患者因冠心病长期服用 β 受体阻滞剂（美托洛尔 12.5mg、2 次 /d），入院后予逐步减量并停用；②心肌缺血：患者既往有冠心病、陈旧性心肌梗死病史，既往冠脉造影示三支病变、右冠闭塞，入院心电图提示Ⅱ、aVF 导联 ST-T 改变，而房室结的血供与右冠密切相关，故入院后给予抗血小板、扩张冠状动脉等改善缺血的治疗；③与增龄相关的老年传导系统退行性改变：这种改变为不可逆的，在去除药物影响及心肌缺血等因素后进一步评估。入院后 6 小时再次复查心肌标记物仍为正常范围，脑钠肽前体 629.5pg/ml，复查心电图提示窦性停搏、交界性逸搏性心律及 ST-T 改变（见图 12-1）。继续抗血小板、扩张冠状动脉、调脂、改善心功能等治疗，同时加用茶碱缓释胶囊 0.1g、2 次 /d。入院后第 2 天行 24 小时动态心电图检查回报：窦性心律（心率 53～93 次 /min，平均 63 次 /min），偶发房性期前收缩，偶发室性期前收缩，过缓的交界性逸搏心律（7 次，最慢心率 35 次 /min，发生在夜间睡眠中）；大于 2.0 秒长间歇 5 次，最长为 2.2 秒，均为房性期前收缩代偿间歇。患者心率减慢时无头晕、黑矇、晕厥等症状，血流动力学稳定，暂无行临时性心脏起搏器或永久性心脏起搏器植入术的指征。后多次复查心电图均提示窦性心动过缓（图 12-2），1 个月后复查动态心电图示：窦性心律，心率 53～99 次 /min，房性期前收缩 170 次，房性心动过速 3 阵，室性期前收缩 4 次，交界性期前收缩 36 次，交界性逸搏 9 次，ST-T 改变（Ⅱ、aVF 导联 ST 段压低 0.05mV）。考虑患者未再出现高度房室传导阻滞，无 R-R 间期大于 3.0 秒的长间歇，无显著心动过缓的相关症状，综合判断该患者暂无行永久性心脏起搏器植入手术指征，继续给予内科保守治疗：阿司匹林肠溶片 0.1g、1 次 /d，硫酸氢氯吡格雷片 75mg、1 次 /d，螺内酯片 20mg、1 次 /d，阿托伐他汀钙片 20mg、1 次 /晚，尼可地尔片 5mg、3 次 /d，托伐普坦片 5mg、1 次 /d，单硝酸异山梨酯缓释片 60mg、1 次 /d，茶碱缓释胶囊 0.1g、1 次 /晚。此后患者间断出现房性心动过速，停用茶碱缓释胶囊。

【最后诊断】

1. 心律失常，窦性心动过缓、窦性停搏、交界性逸搏心律、间歇性三度房室传导阻滞。
2. 冠心病，稳定型心绞痛、陈旧性心肌梗死。
3. 高血压，3 级、很高危。
4. 2 型糖尿病。
5. 高尿酸血症。
6. 高分化肝细胞癌伴肝内及双肺转移，Ⅳ期、肝癌 TACE 术后。

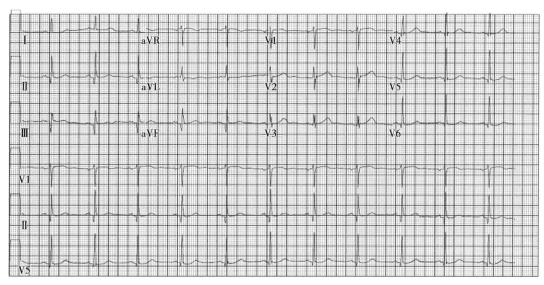

图 12-2　窦性心动过缓

【临床结局】

患者心率波动在 45～90 次 /min，多次复查心电图均提示窦性心动过缓或窦性心律，未再出现高度房室传导阻滞，无明确心动过缓相关的胸闷、头晕等不适，心脏情况相对稳定。1 年半后（2018 年 2 月）因原发性肝癌及多脏器功能衰竭死亡。

【诊治心得】

该患者既往有冠心病、窦性心动过缓病史，入院心电图先后提示三度房室传导阻滞、小于 50 次 /min 的窦性心动过缓、窦性停搏及交界性逸搏心律，诊断考虑为病态窦房结综合征及间歇性三度房室传导阻滞，结合病史及相关检查，其病因方面考虑存在使用减慢心率的药物及心肌缺血等因素，停用 β 受体阻滞剂并积极抗心肌缺血等治疗，后多次复查心电图未再出现导致临床症状的心动过缓事件发生。在心律失常危害的评估方面，该患者心动过缓发生时无血流动力学不稳定的表现（包括心动过缓相关的头晕、晕厥、心绞痛、黑朦、低血压及心力衰竭等），三度房室传导阻滞持续时间短，给予药物（异丙肾上腺素）治疗后心动过缓明显改善。根据 2013 年欧洲心律学会心脏起搏器治疗指南，对于可逆性因素导致的房室传导阻滞，不建议植入永久性心脏起搏器。对于该患者心肌缺血的治疗，在停用 β 受体阻滞剂等减慢心率的药物的情况下，积极给予扩张冠状动脉、调脂、抗血小板等冠心病二级预防治疗，后未再出现心动过缓反复发作，无植入心脏起搏器的强指征。再者，该患者患有肝细胞癌，肿瘤科评估后诊断为原发性肝癌伴肝内及双肺转移Ⅳ期（肿瘤伴血管浸润、肝外转移或肝功能失代偿），预后极差，全身条件差，行起搏器手术等操作风险高，综合多方面因素，该患者最终没有考虑植入心脏永久性起搏器，仅给予药物保守治疗，同时慎用任何可能减慢心率的药物。此外，该患者冠心病二级预防方面，因血脂水平不达标，给予积极调脂治疗，将低密度脂蛋白胆固醇降至 1.8mmol/L 以下。

下面详细阐述病态窦房结综合征和房室传导阻滞的诊断及治疗。

导致病态窦房结综合征或房室传导阻滞的病因包括：①各种器质性心脏病（心肌梗死、心肌病、心肌炎和风湿性心脏病等）；②特发性传导系统纤维化及退行性变；③其他因素，如药物因素、迷走神经张力增高、高钾血症、心脏外科手术或心脏介入手术损伤等。

病态窦房结综合征的发病机制如下：①主要病理改变包括窦房结淀粉样变性、脂肪浸润或胶原支架异常；②传导系统退行性改变、纤维化；③传导系统的动脉病变；④其他不明原因。

房室传导阻滞的发病机制如下：一度房室传导阻滞亦称为房室传导延迟，因心房、房室结、希氏束或浦肯野纤维内的传导延迟导致。二度Ⅰ型房室阻滞发生的电生理基础是房室传导组织的绝对不应期和相对不应期都延长，但绝对不应期延长较轻，而以相对不应期延长为主。二度Ⅱ型房室传导阻滞是房室传导组织的绝对不应期显著延长，而相对不应期基本正常。三度房室传导阻滞电生理基础是有效不应期占据了整个心动周期，来自心房的冲动无法激动病变细胞和传导组织。

通常起病隐匿，进展缓慢，也可因心肌梗死等病因突然起病。其临床表现一般取决于心动过缓的程度及机体的耐受程度。当出现严重的心动过缓或心脏停搏时（通常心率低于45 次 /min 或出现 3 秒以上的长间歇），可以出现头晕、黑矇、晕厥等重要脏器供血不足的相关症状，症状可持续存在亦可为一过性的，诊断主要依靠心电图表现。

病态窦房结综合征的心电图表现包括：①小于 50 次 /min 的窦性心动过缓；②窦性停搏和窦房传导阻滞；③慢 - 快综合征；④慢性心房颤动在电复律后不能转复为窦性心律；⑤持续的缓慢性交界性逸搏心律等。

房室传导阻滞可分为一度、二度和三度房室传导阻滞：①一度房室传导阻滞：每个窦性 P 波均能下传至心室并产生 QRS 波，PR 间期大于 0.20 秒或较前突然增加 0.04 秒以上。②二度房室传导阻滞：心电图表现为部分心房激动不能下传至心室，又分为 I 型（文氏现象）和Ⅱ型，前者表现为存在 PR 间期进行性延长，R-R 间期进行性缩短，直到 QRS 波脱落的文氏周期，长 R-R 间期小于任意一短 R-R 间期的 2 倍；后者表现为 QRS 波有规律的或不定期的脱落，但 PR 间期恒定。③三度房室传导阻滞：又称完全性房室传导阻滞，表现为完全性房室分离，心房率快于心室率，心室率缓慢而匀齐，通常在 30～50 次 /min。

治疗方面，首先应尽可能明确病因并针对病因治疗，去除可能导致心动过缓的药物影响，治疗心肌梗死、心肌炎或电解质紊乱等原发病。对于导致血流动力学不稳定的显著心动过缓（出现心动过缓相关的心绞痛、黑矇、低血压及心功能衰竭等症状）或可能随时出现心脏停搏的心动过缓，可给予阿托品、麻黄碱、异丙肾上腺素注射液治疗，对于出现阿 - 斯综合征或晕厥等高危患者应尽早植入起搏器。

根据 2013 年 EHRA/ESC 的心脏起搏器和心脏再同步化治疗指南以及植入性心脏起搏器治疗，目前认知和建议（2010 年修订版）对缓慢型心律失常的起搏治疗策略如下：

1. 将需要起搏治疗患者的缓慢型心律失常分类（图 12-3）。

2. 指南强调，症状性心动过缓是起搏器治疗的重要指征，因此判断症状与心动过缓的关系十分重要。对于间歇性心动过缓，常见的症状包括晕厥、先兆晕厥、头晕、眩晕、视物模糊，还包括与运动无关的突发性呼吸困难和胸痛、心悸（不规则心律）。

3. 对于间歇性缓慢型心律失常的起搏治疗，以下情况推荐植入永久性起搏器。

（1）对于窦房结功能障碍（包括快慢综合征）的患者，有明确心电图记录的缓慢型心律失常患者，满足以下 2 个条件则建议植入永久起搏器：①患者持续存在无症状性窦性心动

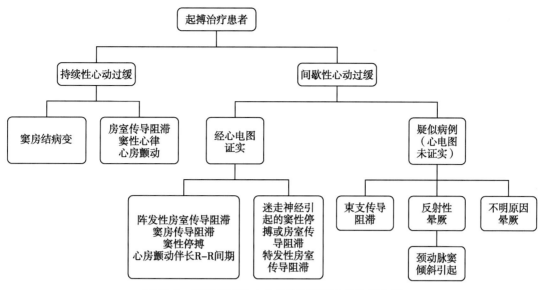

图 12-3 需要起搏治疗患者的缓慢型心律失常分类

过缓（心率 40～50 次 /min），但记录到间歇的症状窦性停搏或窦房阻滞；②快慢综合征：快速心律失常终止后的长间歇，通常认为停搏大于 3 秒即可引起晕厥，症状与记录到的心动过缓相关，建议植入永久性起搏器。

（2）对于存在明确心电图记录的间歇性三度或二度 II 型房室传导阻滞患者，有以下情况之一者，应给予起搏器植入治疗：①由房室阻滞所致的症状性心动过缓；②需要药物治疗其他心律失常或其他疾病，而所用药物可能导致症状性心动过缓；③虽无临床症状，但业已证实心室停搏时间≥3 秒或清醒状态时逸搏心率≤40 次 /min，或逸搏心律起搏点在房室结以下者；④无心肌缺血情况下运动时的二度或三度房室传导阻滞。

（3）对于因急性心肌梗死、心脏外科手术、心脏介入治疗或瓣膜置换手术出现一过性高度或三度房室传导阻滞，一般建议临床观察时间延长至 7 天，若心律失常仍未恢复，可考虑给予永久性心脏起搏治疗。

小 贴 士

◇ 对于包括病态窦房结综合征及三度房室传导阻滞在内的缓慢型心律失常，治疗首先应尽可能地明确病因，针对引起心动过缓的可逆性因素进行治疗，如果患者出现与心动过缓相关的症状，且预期心动过缓在短期内可以纠正，可采取临时措施如药物治疗或临时起搏器植入来提高心室率，注意把握永久性心脏起搏器植入的指征。

◇ 老年患者因基础疾病多、合并用药多，出现心动过缓时一定要高度重视有无新发心肌缺血、有无电解质异常、有无甲状腺功能异常、有无合并使用减慢心率的药物等。

◇ 缓慢型心律失常的起搏治疗，是缓慢型心律失常的一种根治方式，一般适用于症状性缓慢型心律失常。对于需要药物治疗其他心律失常或其他疾病，而所用药物可能导致症状性心动过缓的患者，亦应植入永久性心脏起搏器以保证药物治疗得以进行。

（王海军　朱　兵　司全金）

参 考 文 献

[1] European Society of Cardiology（ESC），European Heart Rhythm Association（EHRA），BRIGNOLE M，et al. 2013 ESC guidelines on cardiac pacing and cardiac resynchronization therapy：the task force on cardiac pacing and resynchronization therapy of the European Society of Cardiology（ESC）. Developed in collaboration with the European Heart Rhythm Association（EHRA）[J]. Europace，2013，15（8）：1070-1118.

[2] EPSTEIN A E，DIMARCO J P，ELLENBOGEN K A，et al. 2012 ACCF/AHA/HRS focused update incorporated into the ACCF/AHA/HRS 2008 guidelines for device-based therapy of cardiac rhythm abnormalities：a report of the American College of Cardiology Foundation/American Heart Association Task Force on Practice Guidelines and the Heart Rhythm Society[J]. J Am Coll Cardiol，2013，61（3）：e6-e75.

[3] GUERRERO-MÁRQUEZ F J，ARANA-RUEDA E，PEDROTE A. Idiopathic Paroxysmal Atrio-Ventricular Block. What is The Mechanism?[J]. J Atr Fibrillation，2016，9（3）：1449.

[4] ASTE M，BRIGNOLE M. Syncope and paroxysmal atrioventricular block[J]. J Arrhythm，2017，33（6）：562-567.

[5] 张澍，华伟，黄德嘉，等. 植入性心脏起搏器治疗——目前认识和建议（2010 年修订版）[J]. 中华心律失常学杂志，2010，14（4）：245-259.

病例13 >>>

不容忽视的高危胸痛——主动脉夹层

> **导读**：主动脉夹层被称为人体内的"炸弹"，是一类相对少见但极其危重的疾病。发病急，死亡率高，如不能及时准确诊治，患者发病48小时内病死率以每小时1%的速度增长，1周时病死率可达70%，3个月可达90%。因此，提高对主动脉夹层的诊疗水平，是心血管内科医生必不可少的临床技能。

【病史摘要】

患者男性，87岁，主因"突发胸痛1小时"以"胸痛待查"收住院。患者于2018年7月13日晚饭后突发胸部疼痛，呈撕裂样，无背部放射痛，无意识丧失，无大汗、心悸、胸闷、四肢发冷、头晕、恶心、呕吐等症状，服用硝酸甘油后症状无好转，遂来急诊就诊。

既往史：否认糖尿病、冠心病病史。高血压病史23年余，血压最高150/90mmHg，长期口服氨氯地平、缬沙坦治疗，平时血压控制在110/60mmHg左右。升主动脉瘤样扩张病史8年余。高脂血症病史7年，长期服用辛伐他汀，血脂控制可。室性期前收缩病史14年余，5~6次/min。有青霉素过敏史。否认吸烟、饮酒史。母亲死于肺癌，父亲死于脑血管病。

【入院时查体】

体温36.5℃，脉搏72次/min，呼吸18次/min，血压135/78mmHg，脉氧饱和度99%。

神志清楚，双侧颈动脉未闻及血管杂音。双肺呼吸音清，未闻及干、湿啰音。心前区无隆起，未触及震颤，心界不大，心率72次/min，律不齐，可闻及期前收缩，各瓣膜听诊区未闻及病理性杂音，无心包摩擦音。腹部平软，无压痛及反跳痛，肝、脾肋下未触及。

【辅助检查】

1. 心肌酶　正常范围。
2. 凝血常规　血浆D-二聚体测定 >20μg/ml。
3. ECG　窦性心动过速，心率100次/min，室性期前收缩。
4. 肺CT平扫　降主动脉瘤样扩张，直径较前有所增加，可见内膜移位，不除外主动脉夹层（图13-1）。
5. 腹部超声　未见异常。
6. 心脏超声　左室射血分数58%。左室前壁室壁运动减弱，增厚（水肿）、回声略增强，升主动脉内径明显增宽（长约 7.5cm 范围内未见明确夹层征象，胸骨上凹等切面因患者躁动无法操作），左室后壁心包腔见宽约 0.3cm 的无回声暗区，余各房、室腔及大血管结构、大小未见明显异常。

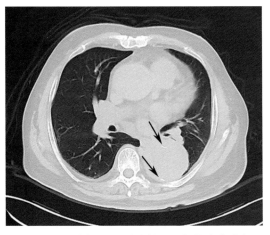

图 13-1　肺部 CT 平扫（箭头处钙化点内移）

【入院诊断】

1. 胸痛待查，主动脉夹层？急性冠脉综合征？

2. 高血压，1 级、极高危。

3. 心律失常，频发多源室性期前收缩。

4. 高脂血症。

【诊断思路及首要问题】

该患者的首要问题是明确诊断，急性冠脉综合征、主动脉夹层、肺动脉血栓栓塞症常以急症胸痛就医。这些疾病发病急、变化快，若不在短时间内给予明确诊断和恰当治疗，患者将面临猝死的危险。

1. 本例患者以胸痛为首发症状来诊，凝血常规提示 D- 二聚体显著升高，但患者脉氧饱和度持续波动于 99% 左右，心电图未见 $S_IQ_{III}T_{III}$ 及其他右室负荷过重的表现，考虑不支持急性肺栓塞，但仍不能完全除外。

2. 患者持续胸痛，间断加重，含服硝酸甘油未见缓解，否认既往冠心病病史，心电图提示频发室性期前收缩，未见明显 ST-T 段改变。动态监测心肌酶未见明显升高。急性冠脉综合征诊断依据不足，但仍需监测心电图及心肌酶变化。

3. 患者既往存在升主动脉瘤样扩张病史多年，此次复查肺 CT 显示升主动脉直径较前有所扩大。症状上呈撕裂样疼痛，加之 D- 二聚体显著升高，考虑患者主动脉夹层的诊断可能性大。

【诊治过程】

入院后紧急行血管螺旋 CT 扫描 + 三维重建，以明确主动脉病变。血管螺旋 CT 扫描 + 三维重建如图 13-2 所示。降主动脉至腹主动脉夹层动脉瘤并壁间血肿形成（累及主动脉弓至肾动脉开口平面）。升主动脉管径约 4.9cm。主动脉弓与降主动脉弥漫管腔增粗，周围可见弥漫壁间血肿形成，向下延伸至肾动脉平面。主动脉弓上三大分支开口与显影良好。主动脉弓外径为 5.4cm，内径约 3.8cm。降主动脉外径为 7.5cm，内径为 4.8cm。气管隆嵴下平面降主动脉左前壁局限性钙化上方有一个溃疡，溃疡内有少量对比剂充盈。胸主动

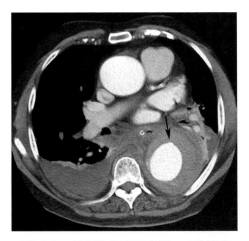

图 13-2　主动脉 CT 螺旋扫描 + 三维重建

脉下段向右侧明显迂曲。腹主动脉与肾动脉平面上方可见内膜片与真假腔形成，假腔内有少量造影剂充填。腹腔干动脉和肠系膜上动脉开口未见受累。右肾动脉开口部分受累，左肾动脉开口未见受累。腹主动脉下段、双侧髂内外动脉血管形态良好。双侧胸腔中等量积（血）液（图 13-3 箭头处）。

诊断明确，经血管外科会诊，考虑手术指征明确，完善术前检查后，在全身麻醉下行胸主动脉瘤腔内修复术（thoracic endovascular aneurysm repair，TEVAR），术中植入 2 枚 GORE-TAG 支架型血管，覆盖左锁骨下动脉开口至降主动脉折弯处，造影证实瘤体封

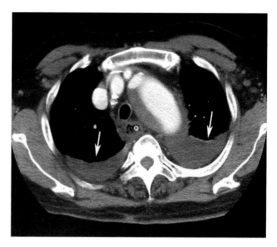

图 13-3 双侧胸腔积（血）液

闭良好。术中行左侧胸腔穿刺引流术。术后给予镇静、抗感染、营养支持等治疗。收缩压维持在 100～140mmHg，术后第 2 天行右侧胸腔穿刺引流术。双侧胸腔共计引流血性积液 1 830ml。

【最后诊断】

1. 主动脉夹层，动脉瘤腔内修复术后。
2. 高血压，1 级、极高危。
3. 心律失常，频发多源室性期前收缩。
4. 高脂血症。

【临床结局】

术后第 20 天 15：20 患者出现点头样呼吸，面色苍白，口唇发绀，听诊双肺呼吸音低，以左肺明显。2 分钟后心搏骤停，给予持续胸外按压并反复给予药物复苏无效，15：50 宣布临床死亡。抢救期间行胸腔超声探查示左侧大量胸腔积液，右侧少量；超声心动图显示，未见心包积液。死亡原因为主动脉夹层动脉瘤破裂。

【诊治心得】

患者的首发症状为胸痛，首先要围绕胸痛进行鉴别诊断。急性胸痛的临床表现各异，病情千变万化，危险性存在较大差异。急性心血管源性胸痛包括急性冠脉综合征、急性主动脉综合征和肺栓塞，称为胸痛三联征，是引发急性胸痛严重且危及生命的重要原因，需要临床医生选择快速、恰当且损伤较小的影像学检查手段，尽早识别这三种情况。

对于急性胸痛的患者，2010 年 AHA 指南中提出疑诊主动脉夹层（aortic dissection，AD）的高危易感因素、胸痛特征和体征（表 13-1）。IRAD 研究基于上述高危因素提出 AD 危险评分，根据患者符合危险因素分类（高危易感因素、高危疼痛特征及高危体征）的类别数计 0～3 分（0 分为低危，1 分为中危，≥2 分为高危）；该评分≥1 分，诊断 AD 的敏感度达 95.7%。因此，对存在上述高危病史、症状及体征的初诊患者，应考虑 AD 可能并安排合理的辅助检查

以明确诊断。基于患者入院时病史询问、体格检查对疾病确诊极为重要。本例患者既往有升主动脉瘤样扩张及高血压病史多年，因突发胸痛入院，AD 危险评分≥2 分，为 AD 高危，且门诊胸部 CT 平扫可见降主动脉瘤样扩张，直径较前有所增加，可见内膜移位，高度怀疑主动脉夹层。

表 13-1　主动脉夹层的高危病史、症状及体征

高危病史	高危胸痛症状	高危体征
➤ 马方综合征等结缔组织病	➤ 突发疼痛	➤ 动脉搏动消失或无脉
➤ 主动脉疾病家族史	➤ 剧烈疼痛，难以忍受	➤ 四肢血压差异明显
➤ 已知的主动脉瓣疾病	➤ 撕裂样、刀割样尖锐痛	➤ 局灶性神经功能缺失
➤ 已知的胸主动脉瘤	➤ 新发主动脉瓣杂音	➤ 低血压或休克
➤ 曾行主动脉介入或外科操作		

随着 64 层螺旋 CT 出现后，使冠状动脉、肺动脉及主动脉血管同时成像成为可能，即一站式多层螺旋 CT 检查。多排螺旋 CT 具有无创、快速等优势，并且具有丰富的图像后处理软件，是急性胸痛三联征的病因筛查及确诊的有效手段，具有卓越的临床应用价值。该检查技术就是扩大胸部扫描范围，调整扫描参数和对比剂注射量及注射速度，同时得到主动脉、冠状动脉及肺动脉影像信息，影像医师应用工作站进行图像后处理，可以运用曲面重建（curved planar reconstruction，CPR）、最大密度投影（maximum intensity projection，MIP）、多平面重建（multi-planner reformation，MPR）、容积再现（volume rendering，VR）等对冠状动脉、肺动脉、主动脉及肺部进行观察。胸痛三联征一站式扫描技术的重点就是为急诊医师提供短时、高效、可靠的诊断信息，对降低患者并发症、病死率十分关键。《中国胸痛中心认证标准》（第 5 版）规定：胸痛中心应具备多排螺旋 CT 增强扫描的条件，并能开展急诊主动脉、肺动脉 CTA 检查，从启动 CT 室到接受患者进行检查的时间在 30 分钟以内。恰当运用多层螺旋 CT 检测不仅可以明确危及生命的胸部动脉疾病原因，指导治疗，还可以实现非常高的潜在的成本效益。主动脉夹层在影像学上典型的表现如图 13-4。

如果在某一层面看到管腔中的低密度线影不连续，或是对比剂将两个管腔沟通，就可以判定夹层破口的位置（图 13-5）。

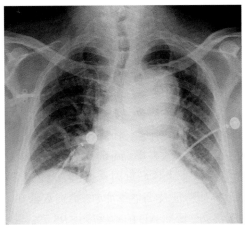

图 13-4　主动脉夹层导致纵隔影增宽

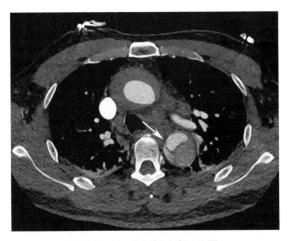

图 13-5　主动脉夹层破口位置

本例患者在第一时间完善了血管增强 CT 及三维重建，主动脉夹层动脉瘤的诊断明确，为及时行主动脉瘤腔内修复术争取了时间。

根据血管螺旋 CT 扫描+三维重建结果，本例患者确诊为 Stanford B3 型主动脉夹层（急性期）。影响急性 AD 自然病程和预后的主要因素有病变的分型、病变范围和程度、有无并发症及血流动力学变化。患者死亡的主要原因是主动脉破裂、急性心脏压塞、急性心肌梗死、卒中、腹腔脏器缺血、肢体缺血等。急性 Stanford B 型 AD 发病 2 周内的病死率为 6.4%，药物治疗的 5 年生存率约为 60%。

AD 初步治疗的原则是有效镇痛、控制心率和血压，减轻主动脉剪应力，降低主动脉破裂的风险，进一步治疗方案应根据 AD 的类型、合并症、疾病进展等因素综合考虑。对于 Stanford A 型 AD 患者，一经发现均应积极手术治疗。国内外对于急性 Stanford A 型 AD 应进行紧急外科手术治疗已经达成共识。长期的随访结果表明，Stanford A 型夹层外科手术的效果明显优于内科保守治疗。而药物治疗是 Stanford B 型 AD 的基本治疗方式。一般而言，Stanford B 型 AD 患者急性期药物保守治疗的病死率较低，部分患者可获得长期良好的预后。Stanford B 型 AD 手术治疗的方法主要有腔内修复术（thoracic endovascular aneurysm repair，TEVAR）、开放性手术和 Hybrid 手术治疗等。孙立忠等根据孙氏细化分型提出 Stanford B 型 AD 手术治疗策略：①B1S 型建议首选 TEVAR，亚急性期（发病 1～2 周）是介入治疗的最佳时机；②B1C 型建议行直视支架象鼻植入术或 Hybrid 手术；③B3 型建议行全胸腹主动脉替换术。然而，由于 Stanford B 型 AD 患者的病情复杂多变，目前其最佳治疗方案依然存在争议。具体治疗方案需根据患者的具体病情和医疗机构的技术水平，选择最安全和最适合的治疗策略。本例患者在全麻下行胸主动脉瘤腔内修复术（TEVAR），术中植入 2 枚 GORE-TAG 支架型血管，覆盖左锁骨下动脉开口至降主动脉折弯处，造影证实瘤体封闭良好。术后经过控制血压、抗感染、营养支持等治疗，病情逐渐恢复。

胸主动脉腔内修复术（thoracic endovascular aortic repair，TEVAR）的主要目的是封闭原发破口，扩张真腔，改善远端脏器、肢体血供，促进假腔血栓化和主动脉重塑。TEVAR 适用于锚定区充足（>1.5cm）、非遗传性结缔组织疾病性 Stanford B 型 AD 患者。国内荟萃分析结果表明，TEVAR 治疗 Stanford B 型 AD 的手术成功率为 97.66%～99.20%，术后早期患者的死亡比例低（术后 30 天死亡占 2.2%～3.55%），近期疗效良好。IRAD 研究表明，与药物治疗相比，TEVAR 可提高急性 Stanford B 型 AD 患者 5 年生存率。2014 年 ESC 指南推荐，对于复杂性 Stanford B 型 AD 首选腔内治疗；若合并内脏缺血、肢体缺血、疼痛无法控制、主动脉瘤变等严重并发症，需要急诊积极治疗。中国 Stanford B 型 AD 患者的平均发病年龄远低于欧美国家，预期寿命长。因此，专家委员会推荐，非复杂性 Stanford B 型 AD 患者在最佳药物治疗的基础上首选 TEVAR 作为进一步治疗措施；另外，TEVAR 术中应根据患者病情选择合适类型的覆膜支架，以减小支架远端降主动脉过度扩张或新发破口形成风险。逆行性 Stanford A 型 AD 是 Stanford B 型 AD 行 TEVAR 术后最严重的并发症，其发生率为 1.4%～10.0%，可能与主动脉壁病变（如合并结缔组织病、急性期主动脉壁水肿等）、术中操作不当、覆膜支架选择不当等因素有关，可发生于术中、术后或随访期，其中约有 25% 的患者没有症状，仅在复查 CTA 时发现。该并发症显著增加了患者住院死亡及并发症发生率，一经发现，应按 Stanford A 型 AD 治疗原则进行处理。患者在术后 20 天突发呼吸、心搏骤停，抢救无效死亡，死亡原因考虑为主动脉夹层动脉瘤破裂。该患者临终前病情变化突然，抢救期间行胸腔超声探查示左侧大量胸腔积液，可能为主动脉夹层动脉瘤破裂导致的血性胸腔积液，因患者家属不同意进行尸检，无法获得死亡的直接原因，推测与患者主动脉夹层撕裂范围大、主动脉壁水肿恢复延缓有关。

无论是采取药物保守治疗、腔内修复术或外科手术等治疗方法，AD 患者均需要长期乃至终身进行规律的随访。即使手术康复出院的患者也有可能发生新发夹层、脏器缺血、动脉瘤形成或破裂等并发症。规律的随访有助于定期监测残余夹层的动态变化及主动脉重塑情况、评估脏器功能以及发现影响 AD 预后的危险因素（如难以控制的高血压、持续或突发疼痛、动脉瘤压迫症状等），为调整治疗药物或再次手术干预提供依据，改善患者远期预后。

综上所述，主动脉夹层是一种严重的心血管急、危、重症，起病急，进展快，非常凶险，病死率极高。应早期识别、尽早诊断以把握先机，采用合适的治疗方法及时救治，加强病情监测，提高患者生存率及生活质量。

—— **小 贴 士** ——

✧ 急性心血管源性胸痛包括急性冠脉综合征、急性主动脉综合征和肺栓塞，称为胸痛三联征，是引发急性胸痛严重且危及生命的重要原因。

✧ 多排螺旋 CT 具有无创、快速等优势，并且具有丰富的图像后处理软件，是急性胸痛三联征的病因筛查及确诊的有效手段，具有卓越的临床应用价值。

✧ 主动脉夹层临床表现复杂多变、病情进展迅速，熟练掌握主动脉夹层的诊断及治疗流程，加强病情监测，降低死亡率。

（丁　宇　洪昌明　李世军　史　扬）

参 考 文 献

[1] 中国医师协会心血管外科分会大血管外科专业委员会. 主动脉夹层诊断与治疗规范中国专家共识[J].
中国胸心血管外科杂志, 2017, 33(11): 641-654.

[2] ERBEL R, ABOYANS V, BOILEAU C, et al. 2014 ESC Guidelines on the diagnosis and treatment of aortic
diseases[J]. Eur Heart J, 2014, 35(41): 2873-2926.

[3] 中国胸痛中心认证工作委员会. 中国胸痛中心认证标准(2015 年 11 月修订)[J]. 中国介入心脏病学杂
志, 2016, 24(3): 121-130.

[4] GOLDSTEIN J A, CHINNAIYAN K M, ABIDOV A, et al. The CT-STAT (Coronary Computed
Tomographic Angiography for Systematic Triage of Acute Chest Pain Patients to Treatment) trial[J]. J Am
Coll Cardiol, 2011, 58(14): 1414-1422.

病例 14 >>>

心肌梗死后顽固性心包积液的神秘病因

> **导读**：76岁男性，因急性心肌梗死行急诊PCI，术后9天发现大量心包积液，原因是什么？PCI术后血压持续偏低、IABP难以撤机的原因是什么？心包积液迁延1年余，有没有其他原因？如何鉴别？

【病史摘要】

患者男性，76岁，主因"突发胸闷、胸痛9天，发现大量心包积液1天"以"冠心病，急性前壁心肌梗死、PCI术后、心包积液原因待查？"于2017年4月6日收住院。2017年3月28日患者在下棋过程中（16：00）突发胸痛，呈压榨样，伴胸闷、大汗，自行含服速效救心丸不能缓解，至就近医院急诊就诊，查心电图示V₁~V₄导联ST段抬高，V₁~V₃导联R波递增不良（图14-1），考虑为急性前壁心肌梗死。17：30入导管室行冠状动脉造影及PCI术，冠脉造影（图14-2）示冠脉左优势，右冠近段闭塞，前降支开口99%狭窄伴血栓影，中远段80%狭窄，TIMI血流1~2级，在IABP支持下于前降支开口植入3.0mm×15mm Resolute支架1

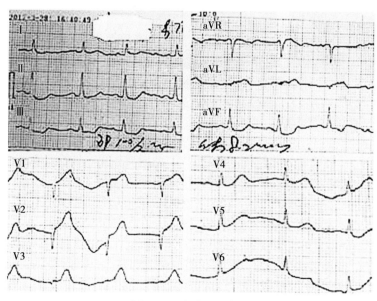

图14-1　发病时心电图

枚,复查造影示 TIMI 血流 3 级,心包未发现造影剂渗漏。术后给予强化抗栓治疗,具体方案为替罗非班(1/3 常规量)静脉泵入持续 24 小时;达肝素钠 5 000U 皮下注射,每 12 小时一次;阿司匹林肠溶片 100mg,每日 1 次;替格瑞洛 90mg,每日 2 次。术后患者血压偏低,持续使用 IABP,并给予多巴胺静滴维持血压。治疗期间两次复查心脏超声示心功能改善(3 月 29 日示 LVEF 35%;4 月 1 日示 LVEF 44%),均未见心包积液。4 月 4 日患者出现心率增快,波动于 90～115 次 /min,间断胸闷,伴恶心、呕吐,给予毛花苷 C(0.4mg 分次静推)及利尿剂治疗,症状无明显改善。4 月 6 日(心肌梗死第 9 天)复查心脏超声示大量心包积液(前心包 18mm,后心包 7mm,侧心包 19mm),患者心肌梗死面积大,考虑心脏破裂的可能,为进一步诊治于 2017 年 4 月 6 日转入我院。

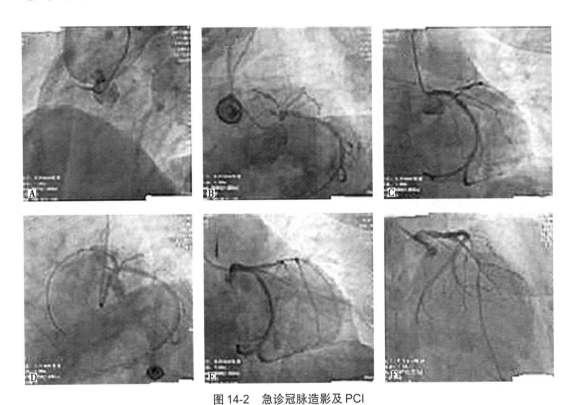

图 14-2 急诊冠脉造影及 PCI

A. 右冠近段闭塞;B、C. 前降支开口 99% 狭窄伴血栓影;D、E. 前降支开口植入 3.0mm×15mm Resolute 支架 1 枚;F. 心包未发现造影剂渗漏。

既往史:1977 年曾诊断为肺结核。无高血压、糖尿病病史。体检发现肝巨大囊肿、胆囊结石、胆管结石。1964 年行阑尾切除术。无烟、酒嗜好。

【入院时查体】

脉搏 112 次 /min,血压波动在 90～120/50～70mmHg(IABP 支持)。

颈静脉充盈,双肺呼吸音清晰,未闻及明显干、湿啰音。叩诊心界向双侧扩大,心率 112 次 /min,律齐,心音遥远,各瓣膜听诊区未闻及病理性杂音。腹部平坦,未触及压痛,肠鸣音 4 次 /min。双下肢无水肿。

【辅助检查】

1. 血常规　白细胞计数 $12.76×10^9/L$，中性粒细胞 0.832。

2. 血生化　C 反应蛋白 2.35mg/dl，肌红蛋白、肌酸激酶同工酶正常范围，肌钙蛋白 I 2.667μg/L，肌钙蛋白 T 0.779ng/ml，NT-proBNP 2 011.9pg/ml。

3. 心电图　窦性心动过速，心率 107 次 /min，V_1～V_4 导联异常 QRS，ST-T 段改变。

4. 超声心动图（2017 年 4 月 6 日）　静息状态下可见左室前间壁心尖段、室间隔及左室前壁心尖段室壁变薄（约 4mm），回声偏低，运动明显减弱；心包检查可见中 - 大量液性暗区包绕心脏，心脏呈"摆动征"；右房、右室受压变小（图 14-3）。

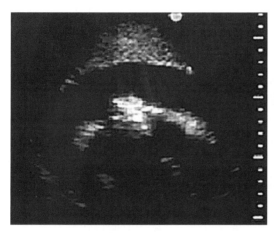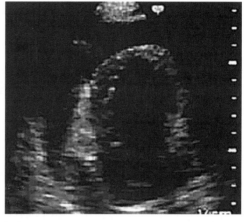

图 14-3　入院时超声心动图

【入院诊断】

1. 冠心病，急性前壁心肌梗死、前降支 PCI 术后 Killip 1 级、心包积液原因待查？心脏破裂可能性大。

2. 陈旧性肺结核。

3. 阑尾切除术后。

4. 肝囊肿。

5. 胆囊结石、胆管结石。

【诊治思路及首要问题】

该病例急性 ST 段抬高性心肌梗死的诊断明确，梗死面积大，已接受了紧急血运重建（前降支支架植入），PCI 术后 9 天复查心脏超声发现大量心包积液。首要解决的问题：①查找心包积液的原因：患者有介入治疗史，首先需要排除介入并发症可能，回看患者造影光盘，在 PCI 操作完成后复查造影未见到造影剂渗漏入心包，说明心包积液非介入并发症。②心脏破裂：患者处心肌梗死急性期，为前壁梗死，且梗死面积大，是发生机械性并发症的高危人群，应重点排查。③查找患者发病后血压持续偏低、IABP 难以撤机的原因：心包积液导致心脏限制性充盈障碍,回心血量下降,是影响血压的原因之一;心肌梗死后低血压的鉴别诊断还包括心源性休克、右心室梗死、心室游离壁破裂、室间隔穿孔、低血容量等原因,结合该患者情况应如何判断?④若急性心肌梗死合并心脏破裂的诊断成立,治疗上应紧急外科手术还是内科保守治疗?

【诊治过程】

患者入心脏监护室,继续给予抗血小板、抗心肌缺血、调脂及保护心功能等综合治疗,4天后 IABP 成功撤机。

第一阶段(2017 年 4 月 6 日至 2017 年 6 月 13 日):患者处心肌梗死急性期、PCI 术后,正在使用双联抗血小板治疗,如行心包穿刺需停用抗血小板药,发生支架内血栓的风险较大,故未行心包穿刺。多次复查心脏超声示大量心包积液持续不吸收。患者血压波动在 90～100/50～60mmHg,但无头晕、胸闷、胸痛、气促等不适。

第二阶段(2017 年 6 月 14 日至 2018 年 7 月 2 日):为进一步诊断及治疗,于 2017 年 6 月 14 日行第一次心包穿刺(图 14-4),共引流出血性心包积液 560ml,复查心脏超声示心包积液消失,但 3 个月后病情反复,复查心脏超声再次出现大量心包积液,分别于 2017 年 9 月和 2018 年 1 月、4 月、6 月行四次心包穿刺,心包积液引流量分别为 1 370ml、590ml、920ml、970ml,均为血性积液,多次完善结核、自身免疫、肿瘤等相关检查,均无阳性发现。2018 年先后 2 次行心肌声学造影,未见造影剂外渗。2018 年 6 月 4 日进一步行心脏增强磁共振成像(图 14-5),结果示心包腔大量积液,右心室游离缘中间部分右室腔内自心包腔至右心室方向少量湍流信号,不除外右室游离缘微小破裂孔;右室壁不均匀增厚伴强化,考虑为心包积液后粘连性心包炎改变。6 月 15 日举行院内外联合会诊,考虑患者心包积液来源于心肌微小裂孔所致血液渗出的可能性大,有外科开胸探查指征,且患者冠脉病变未完全再血管化,拟同时行冠状动脉旁路移植术。

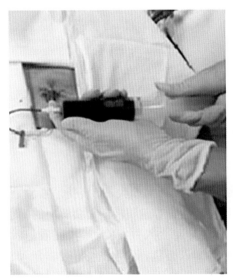
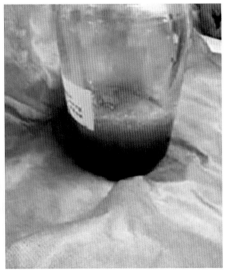

图 14-4　第一次心包穿刺所见

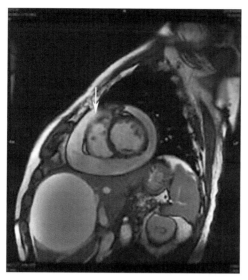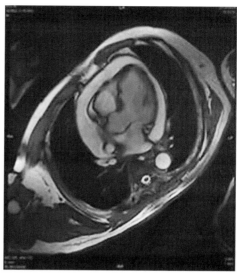

图 14-5　心脏增强磁共振成像所见

第三阶段（2018 年 7 月 3 日至出院）：2018 年 7 月 3 日行开胸探查＋冠状动脉旁路移植术，术中所见右室前壁靠近心尖处，心肌梗死与正常心肌交界处可见持续渗液，范围为3cm×1cm，予以牛心包补片连续缝合修补渗液处；切除两侧心包至膈神经前方，并打开左侧胸腔与心包腔相通；前降支支架处附近，心肌表面和心包有 5cm×5cm 的粘连，粘连处心包边缘进行加固缝合；右侧房室沟处 2cm×2cm 的心脏表面心包粘连，粘连加固缝合；乳内动脉→前降支旁路移植，肺动脉压由 37mmHg 减至 20mmHg。术后予以阿司匹林＋氯吡格雷双联抗血小板治疗，并留置胸腔引流管，引流液逐渐减少，1 周后拔除引流管，康复出院。

【最后诊断】

1. 冠心病，急性前壁心肌梗死、右室心肌梗死、前降支 PCI 术后、右心室前壁破裂心包补片缝合术后、心包及左侧胸腔开窗术后、CABG 术后。

2. 陈旧性肺结核。

3. 阑尾切除术后。

4. 肝囊肿。

5. 胆囊结石、胆管结石。

【随访】

术后定期随访，未见心包及胸腔积液。

【诊治心得】

该病例在发生急性前壁心肌梗死的第 9 天发现心包积液，当时考虑心脏破裂的可能性大，但是早期未能找到心脏破裂的直接证据，给予心包穿刺放液对症处理，病程迁延，探寻病因的过程长达 1 年余，先后行 5 次心包穿刺，最终开胸探查证实为右室游离壁（前壁）破裂所致心包积液，病因为左室前壁心肌梗死波及右室，属临床罕见病例。

心脏破裂是急性心肌梗死（acute myocardial infarction，AMI）后的致死性并发症之一，因破裂部位不同而分为室间隔穿孔、游离壁破裂、乳头肌腱索断裂等，常导致急性心力衰竭、心脏压塞等危急情况，一旦发生，患者病死率高达 75% 以上，是 AMI 早期死亡的主要原因。心脏破裂常见于 AMI 发病后 5 天内，尤以 24 小时内最为多见，其次是 7～14 天，很少在 14 天以后出现。晚期心脏破裂常发生在心肌梗死后数天到数周，与多支血管病变有关。心脏破裂的发生部位常位于正常心肌和梗死心肌的交界处，以前壁与室间隔的交界处或心尖部最易发生破裂，这两个部位在心脏收缩时所承受的压力最大。

急性心肌梗死并发右室游离壁穿破少见，发生率仅为左室游离壁穿破的 1/7。1952 年 Oblacth 等总结 13 665 例尸检报告，其中 1 026 例存在心肌梗死，心脏穿破者 80 例，其中右室壁穿孔者仅 3 例，均见于大面积右室梗死和室间隔穿孔。

单纯右室梗死少见，仅占急性心肌梗死发生率的 2.4% 左右，最高报道为 3%。右心室梗死绝大多数与左室梗死并存，包括左室下壁合并右室梗死、左室下壁合并孤立性右室乳头肌梗死、左室前壁合并右室梗死、左室侧壁合并右室梗死、左室心内膜下合并右室梗死以及左室复合梗死合并右室梗死。最常见的类型是左室下壁梗死延伸至右室后壁，有 20%～45% 的左室下壁梗死并存右室梗死；其次是左室前壁梗死延伸至右室前壁，可达 13%。

左室前壁梗死波及右室，早在 20 世纪 30 年代经解剖发现，尸检结果显示此型右室梗死中，左室前壁心肌损失量大，对室间隔的累及更为严重。Cabin 检查了连续 3 年的左室前壁梗死心脏标本共 97 例，发现其中 13 例合并右室前壁梗死（13%），但生前无一例拟诊为右室梗死，他们发现所有右室前壁梗死是左室前壁梗死的延伸，累及室间隔前部。通常认为，右室游离壁前壁有右冠脉圆锥支和左前降支的右室支双重供血，一般情况下不易发生梗死。Jame 曾详尽研究 82 例右室这部分冠脉的血供情况，特别指出左前降支在这一区域供血的重要性。Cabin 等研究表明，91% 的心脏右室前壁部分血液供应来源于左前降支，在 24% 的心脏，右室前壁的 30% 或 30% 以上由左前降支供血。此型右室梗死，与左前降支高度狭窄及多发性血栓造成左前降支管腔完全闭塞明显相关。

该病例急性前壁心肌梗死的诊断明确，冠脉造影显示左优势冠脉，右冠近段闭塞，前降支开口 99% 狭窄伴血栓影，中远段 80% 狭窄。考虑本次发病的罪犯血管为前降支，予行支架植入。开胸探查可见右室前壁靠近心尖处，心肌梗死与正常心肌交界处持续渗液，范围 3cm×1cm，至此确诊为右室前壁破裂所致心包积液，原因为左室前壁梗死波及右室。这一发现与患者造影结果吻合，因冠脉分布呈左优势型，左回旋支无重度狭窄，右室下壁的血液供应正常，右冠近段闭塞，右室前壁血液供应依赖于左前降支，在前降支存在重度（99%）狭窄伴血栓形成的情况下，左室前壁和右室前壁的供血同时受到影响，导致左室前壁梗死合并右室梗死。这一诊断也可以解释患者在急诊 PCI 术后仍持续低血压、IABP 撤机困难的原因，即存在右室缺血和梗死。右冠近端阻塞是右室梗死形成的关键，因为这将危害到供应右室游离壁的右室支血管。右室功能障碍的程度与右室支血流受损的程度相关，右室支血运重建失败将导致右室功能无法恢复，持续低血压、低心排血量及高死亡率。

左室前壁右室梗死的超声心动图特征为于心尖四腔心切面显示室间隔心尖段运动异常，并延续至右室心尖部，可累及右室游离壁近心尖区。右室心尖部运动异常区呈正三角形，宽底在右室心尖 1/3 处，梗死顶部指向心底部。右室游离壁破裂的超声心动图表现为：①右室游离壁破口对应的心包腔内可见不同程度的液性暗区；心包腔内液性暗区迅速增宽为心脏压塞的特征性图像改变，彩色多普勒于相应切面可见心包腔内液性暗区中红或蓝色血流束，由穿孔处至心包腔。②穿孔的室壁可于相应心腔切面上呈现心室壁回声中断；穿孔部位的心肌较薄且运动失常。③由于心包腔内压力增高，心室收缩力减弱，穿孔处的血流速度多较低。心肌破裂处无论位于前壁或下壁，均为纵行裂口，表层裂口较大，里层较小，常常形成迂曲不整的孔道。由于右室解剖形态的特殊性，并受常规心脏超声切面观察角度的局限，本例患者多次超声检查均未能明确破口位置，是诊断困难的原因之一。心包积液临床症状的发生主要是由于大量心包积液压迫心脏和周围器官及组织所引起，取决于心包腔内的液体量、液体蓄积增加的速度和心包的特征。当心包腔内液体量缓慢增加时，有一定弹性的心包被扩展以接受所增加的液体量，而心包腔内压力几乎不变。在此情况下，心包腔内液体蓄积可达 2 000ml 而不引起心包腔内压力升高。相反，若心包腔内液体量增加迅速，即使 200ml 也可引起心包腔内压力急剧升高，使心脏受压而产生血流动力学变化。本例患者第一次心包穿刺引流量为 560ml，此后间隔 2～3 个月定期复查并先后行 4 次心包穿刺，引流量分别为 1 370ml、590ml、920ml、970ml，性质相同，均为血性心包积液。曾反复行肿瘤、结核及其他病原学相关检查，未见阳性发现。考虑存在超声无法探明的心肌梗死后心肌微小破裂，保守治疗未能正常愈合，致血液持续渗出心包腔，为了证实这一推论，又对患者进行了心肌声学造影及增强磁共振成像，结果示心肌声学造影无异常发现，增强磁共振成像可见存在心包腔至心室方向的湍流信号，提示心肌微小裂孔的可能。因右室压力显著低于左室，渗液速度缓慢，故未引起急性心脏压塞症状，是临床诊断的干扰因素，也是患者得以幸存的原因。

由于冠状动脉供血的区域特性，右室梗死可以是不同程度不同范围左室梗死的延伸。右胸导联心电图 ST 段抬高被认为是急性右室坏死的一个特异指标，在发病早期对检出左室下壁梗死并存的右室梗死有很高的敏感性和特异性。对左室前壁心肌梗死合并的右室梗死，其右胸心电图研究开始较晚。在大面积左室心肌梗死伴小面积右室梗死时，可以使大多数右胸导联的 ST 段压低。Adersen 等认为，右胸导联 ST 段抬高≥1mm 对急性右室梗死的诊断价值就不同类型的心肌梗死而言是不同的。还需要提及的是，ST 段抬高的时间持续较短，最快甚至在胸痛发作 2 小时内消失。防止漏诊右室梗死的最简单方法是对下壁和 / 或真后壁梗死患者行常规右胸心电图检查，该检查可以检出并存右室梗死的绝大多数患者，可能遗漏的是右胸导联抬高的 ST 段下降极快（1.5 小时）的个别患者和就诊时间晚（发病超过 10 小时）的患者，但此缺陷能被头胸导联右胸心电图所纠正。对于有右心衰竭或休克的急性左室前壁梗死患者，应想到合并右室梗死的可能性，此类患者可因大面积左室梗死掩盖右室梗死的存在。该病例在发病初期未及时采集右胸导联心电图，是右室梗死漏诊的可能原因之一。

临床上，左室前壁梗死合并右室梗死导致"压力泵"功能严重损害，而左室后壁梗死合并右室梗死时导致"容量泵"功能严重损害，前者引起的心源性休克的救治难度高于后者。该病例的情况属于前者，幸运的是，其在急性期接受了紧急 PCI，对罪犯血管及时进行了血运重建，冠脉血液供应得以恢复，并在早期启动 IABP 维持血压、改善冠脉和肾脏等重要脏器灌注，是救治成功的关键措施。

心脏破裂一旦确诊，外科干预是唯一具有决定性效果的治疗方式。从手术的操作方式上来说，目前主要包括梗死灶切除 + 补片缝合、大补片直接缝合覆盖破损处及无缝线补片胶水粘合等。无缝线补片胶水粘合技术是应用 DACRON 和 TEFLON 补片覆盖破裂处、坏死区域及周围的正常心肌组织，这种补片不需要缝合固定，而是通过氰基丙烯酸酯胶粘合，具有可有效封堵住破裂处、保持原有的心室容积等优点，已成为治疗心脏游离壁破裂的首选治疗方法。该病例临床分型属于亚急性游离壁破裂（渗出型），心脏压塞症状相对较轻。随访 1 年余，患者心包积液反反复复，提示心脏破口未修复，此时完善心脏增强磁共振成像提示右室游离缘微小破裂孔。开胸探查证实了术前诊断，术中所见右室前壁靠近心尖处，心肌梗死与正常心肌交界处可见持续渗液，范围为 3cm×1cm，予以牛心包补片连续缝合修补渗液处，最终患者心包积液的问题得以成功解决。

小 贴 士

◇ 心脏破裂是急性心肌梗死的严重并发症，死亡率高。心脏破裂的发生部位常位于正常心肌和梗死心肌的交界处，以前壁与室间隔的交界处或心尖部最多见。急性心肌梗死并发右室游离壁穿破少见。

◇ 右心室梗死绝大多数与左室梗死并存，最常见的类型是左室下壁梗死延伸至右室后壁，有 20%～45% 的左室下壁梗死并存右室梗死；其次是左室前壁梗死延伸至右室前壁，可达 13%。

◇ 超声心电图是诊断心脏破裂的重要工具。由于右室解剖形态的特殊性，并受常规心脏超声切面观察角度的局限，本例患者多次超声检查均未能明确破口位置，是诊断困难的原因之一。

◇ 防止漏诊右室梗死的最简单方法是对下壁和 / 或真后壁梗死患者行常规右胸心电图检查。

◇ 心脏破裂一旦确诊，外科干预是唯一具有决定性效果的治疗方式。

（张秀锦　梁　逍　惠海鹏　曹　剑　刘宏伟　张　丽）

参 考 文 献

[1] 李益民. 右心室心肌梗死[M]. 北京：人民军医出版社，2005.

[2] MURPHY J G, LLOYD M A. Mayo 心脏病学[M]. 王海昌，赵志敬，译. 3 版. 北京：科学出版社，2008.

[3] VOHRA H A, CHAUDHRY S, SATUR C M, et al. Sutureless off-pump repair of post-infarction left ventricular free wall rupture[J]. J Cardiothorac Surg, 2006, 1: 11.

病例 15 >>>

冠状动脉旁路移植术后肺栓塞原因分析

> **导读**：83 岁男性，因心绞痛入院，冠状动脉造影示左主干＋三支病变，冠状动脉旁路移植术 1 周后出现 NT-proBNP 及 D- 二聚体升高，同时伴有低氧血症，是心衰加重还是另有原因……

【病史摘要】

患者男性，83 岁，主因"发作性胸闷 21 年，加重 11 天"急诊入院。患者于 21 年前开始反复出现活动后胸闷，休息 1~2 分钟后可自行缓解，诊断为"冠心病"，间断服用硝酸甘油、速效救心丸等药物，病情相对稳定。11 天前散步时出现心前区压迫感，无胸痛、大汗，无黑矇、意识丧失，无恶心、呕吐，遂至单位门诊部就诊，测血压 160/80mmHg，给予硝酸甘油、阿司匹林口服后 10~15 分钟症状逐渐缓解。为进一步诊治来我院就诊，门诊以"冠心病，不稳定型心绞痛"收入院。

既往史：10 年前诊断为 2 型糖尿病，长期口服阿卡波糖（拜糖平）治疗，同时辅以饮食控制，血糖控制尚可；1 年前因"二度 I 型房室传导阻滞、房性期前收缩未下传伴心室长间歇（3.03 秒）"行永久性心脏起搏器植入术（双腔 Metronic REDR01 型）。1 年前胃镜检查示慢性萎缩性胃炎、十二指肠球部溃疡，给予抑酸治疗。年轻时曾患肺结核和伤寒。对磺胺类药物过敏。吸烟史 30 年，20 支 /d，已戒烟。家族史无特殊。

【入院时查体】

体温 36.5℃，脉搏 62 次 /min，呼吸 18 次 /min，血压 129/58mmHg。

神志清楚，步入病房，自主体位，查体合作。全身皮肤黏膜无黄染和出血点。右侧颈动脉可闻及血管杂音。双肺呼吸音清晰，未闻及干、湿啰音。心率 62 次 /min，律齐，各瓣膜听诊区未闻及病理性杂音。腹平坦。双下肢无水肿。双侧足背动脉搏动稍弱。

【辅助检查】

1. 凝血常规　血浆 D- 二聚体测定 1.41μg/ml（正常值）；凝血酶时间测定 16.1 秒（正常值）；血凝血浆活化部分凝血酶原时间测定 33.4 秒（正常值）。

2. 急诊生化　葡萄糖 7.50mmol/L；C 反应蛋白测定 0.15mg/dl（正常值）；丙氨酸氨基转移酶 27U/L；天冬氨酸氨基转移酶 22U/L；乳酸脱氢酶 176U/L；肌酸激酶 115U/L；肌钙蛋白

I 0.03μg/L（正常值）；肌酸激酶同工酶定量测定 1.32ng/ml；脑钠肽前体 229.3pg/ml。

3. 心电图　Ⅱ、Ⅲ、aVF、$V_5 \sim V_6$ 导联 ST 段压低。

【入院诊断】

1. 冠心病，不稳定型心绞痛。
2. 心律失常，二度Ⅰ型及二度Ⅱ型房室传导阻滞、永久性心脏起搏器植入术后。
3. 2 型糖尿病。
4. 慢性萎缩性胃炎。
5. 十二指肠球部溃疡（瘢痕期）。

【诊治思路及首要问题】

患者具有高龄、吸烟、糖尿病等多种心血管疾病危险因素，入院后首先要解决的问题是改善心绞痛症状，并视具体情况决定是否行冠脉造影评估冠状动脉病变，以指导后续治疗。

【诊疗经过】

入院后给予抗血小板、抗凝及抗缺血治疗，患者仍反复发作心绞痛，心电图可见明显缺血性改变，有行冠脉造影的适应证，无绝对禁忌证，遂于 2012 年 1 月 19 日行选择性冠状动脉造影，结果示左主干＋三支病变（图 15-1）。

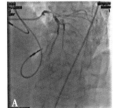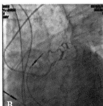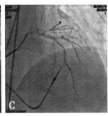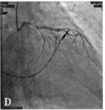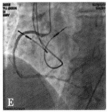

图 15-1　冠状动脉造影结果

A、B. LM 远段弥漫性狭窄 90%；C. 第一对角支（D1）弥漫性狭窄 80%；D. LCX 中段弥漫性狭窄 70%；E. 右冠远段弥漫性狭窄 60%。

经心血管内科及心血管外科联合会诊，考虑患者为左主干＋三支病变，有行冠状动脉旁路移植术的指征，向患者家属告知病情并签署手术知情同意书，于 2012 年 3 月 20 日在全身麻醉下行非体外循环冠状动脉旁路移植术，手术顺利，术后入心外科监护室治疗。3 月 29 日转回普通病房，继续给予阿司匹林肠溶片＋硫酸氢氯吡格雷片双联抗栓、琥珀酸美托洛尔缓释片控制心率、利尿剂改善心功能及其他对症治疗，并严密监测出入量。

3 月 29 日复测脑钠肽前体（NT-proBNP）水平较前升高，提示心功能不全加重，进一步控制入量（<1 500ml/d），加强利尿，连续 4 天出入量呈负平衡，患者诉口渴明显，尿量减少，复查凝血五项示 D-dimer 显著升高（最高值 17.96μg/ml），考虑患者存在入量不足，予适当放宽入量。

2012 年 4 月 10 日患者出现脉氧饱和度下降，波动在 84%～85%，无胸闷、胸痛、头晕，无晕厥、咯血，当时血压 120/75mmHg，心率 70 次 /min，急查血气分析示低氧血症（PaO_2 50.7mmHg，$SaPO_2$ 86.8%）；急诊生化示 CRP 2.05mg/dl（轻微升高），TnI 0.06μg/L，NT-proBNP2 362.3pg/ml；心脏超声示肺动脉压较前升高，由 44mmHg 升至 70mmHg，左室舒张功能受损，EF 56%；下肢血管超声示右侧腘静脉远段至胫后静脉内透声欠佳，高度怀疑右下肢深静脉血栓；心电图示房扑心律。根据上述情况，临床诊断急性肺栓塞（中危组），2012 年 4 月 12 日完善肺动脉 CTA（图 15-2），结果证实双肺动脉内多发充盈缺损，符合肺动脉栓塞。治疗方面给予吸氧 1～2L/min，卧床制动，抗凝方案调整为双联抗血小板基础上，加用达肝素钠 5 000U 皮下注射、1 次 /12h 抗凝治疗。1 周后开始叠加华法林，同时停用氯吡格雷，INR 达标（1.6～2.5）后予停用低分子肝素。

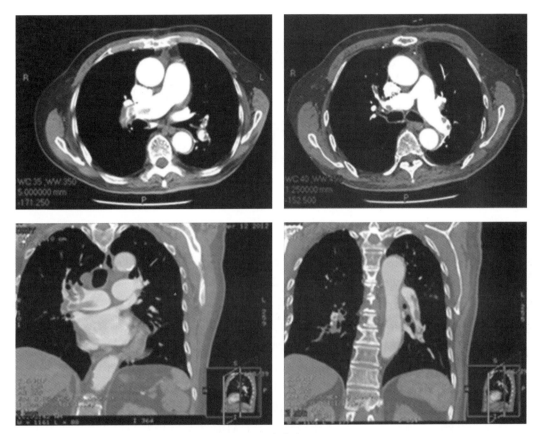

图 15-2 肺动脉 CTA
双侧肺动脉内可见多发充盈缺损。

【最后诊断】

1. 冠心病，不稳定型心绞痛、左主干 + 三支病变、CABG 术后。

2. 急性肺栓塞，中危组。

3. 下肢静脉血栓形成，右腘静脉、右胫后静脉。

4. 心律失常，二度 I 型及二度 II 型房室传导阻滞、永久性心脏起搏器植入术后。

5. 2 型糖尿病。

6. 慢性萎缩性胃炎。

7. 十二指肠球部溃疡（瘢痕期）。

【随访】

治疗 1 个月后复查肺动脉 CTA(2012 年 5 月 11 日，图 15-3)，原肺动脉分支内充盈缺损基本消失，肺动脉增粗较前改善。患者经华法林抗凝治疗 1 年后复查心脏超声，肺动脉压为 43mmHg，右室内径为 39mm，左室舒张末内径为 47mm，EF 为 58%，经心血管专家评估后停用华法林。5 年后复查心脏超声，肺动脉压为 51mmHg，右室内径为 38mm，左室舒张末内径为 52mm，EF 为 56%。

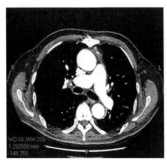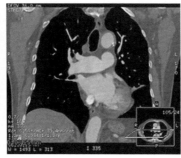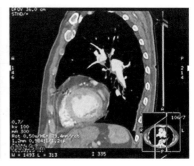

图 15-3　肺动脉 CTA(抗凝治疗后)

【诊治心得】

急性肺栓塞是常见的三大致死性心血管疾病之一，其临床表现差异很大，从血流动力学不稳定到轻度呼吸困难甚至无明显症状，缺乏特异性，容易被漏诊和误诊。肺栓塞是多种外科手术术后的严重并发症，致死率很高，但是较少发生在心脏外科术后，相关文献报道也很少。结合本病例诊治过程及相关文献了解冠状动脉旁路移植术后肺栓塞的流行病学、发生机制及对诊断的干扰因素，有助于静脉血栓栓塞症防治水平的提高。

Protopapas 等在一项荟萃分析中纳入了 13 项研究(其中 7 项回顾性研究，6 项前瞻性研究)，时间跨度为 34 年(1975—2009 年)，总计 8 553 例接受心脏旁路移植术的患者，共报道肺栓塞 111 例，累计发生率为 1.3%。6 项前瞻性研究荟萃分析显示 CABG 术后肺栓塞的累计发生率为 0.8%，7 项回顾性研究荟萃分析显示 CABG 术后肺栓塞的累计发生率为 1.5%。然而在单个研究之间 CABG 术后肺栓塞发生率波动范围较大(0~25%)，这与术中抗凝强度、术后预防性抗凝措施及肺栓塞诊断方法等有关，其发病率一般可能被低估。Shammas 等根据 1975—1999 年间进行的研究分析发现，CABG 后致命性 PE 的发生率为 0.49%。后期研究(2004—2009 年)估算 CABG 后致死性 PE 累计发生率为 0.16%，较前显著下降，原因可能与诊断手段改进(CTPA 的应用)及血栓预防措施等有关(图 15-4)。

常规冠状动脉旁路移植术后 PE 的发生率低于其他外科手术，原因在于心血管外科手术在术中需使用大剂量肝素(40 000~50 000U)保持活化凝血时间(ACT)大于 400 秒，以防止在手术过程中形成血凝块；体外循环期间的血液稀释会抑制凝血和聚集。此外，在旁路手术后常规给予阿司匹林或其他药物抗血小板治疗。这些措施在一定程度上可起到预防 DVT 和 PE 的作用。

随着非体外循环冠状动脉旁路移植术(OP-CABG)的开展，有一项研究(纳入 500 例 OP-CABG 患者)发现 OP-CABG 后 DVT 和 PE 的发生率是常规 CABG 后的 2 倍(分别为 1.0% 和

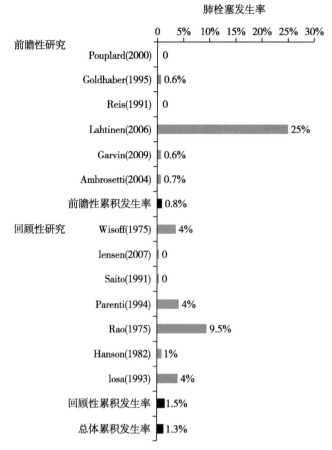

图 15-4　回顾性和前瞻性研究中 CABG 后 PE 发生率的比较

0.5%），原因可能是失去了体外循环的血液稀释作用所致。尽管在他们的队列中结果没有达到统计学意义，但这些发现提醒临床医生要重视与加强 OP-CABG 后 DVT 和 PE 的预防。

CABG 术后 PE 可能会给患者造成灾难性后果，进一步研究其发生的潜在机制及影响因素非常有必要。在 CABG 后，从逻辑上分析，大隐静脉切除或隐静脉系统静脉采集（venous harvest in the saphenous vein system, SSVH）可能是静脉血栓的来源。根据 Virchow 三联征（高凝状态、血流淤滞和内皮损伤）的原则，隐静脉采集相关内皮损伤引起的病理生理学变化，可能诱发 DVT 进而导致 PE。然而，关于 SSVH 是否在 CABG 术后增加 PE 发病率的公开报道很少，一项小型静脉超声筛查研究发现 CABG 术后无症状的下肢静脉血栓在静脉采集侧和非静脉采集侧无显著差异。CABG（以 DVT 为中介）术后 SSVH 与 PE 之间的联系有待于前瞻性临床试验加以研究，其结果可能影响桥血管选择的临床决策。Shammas 等报道 PE 主要发生在术后的前 2 周，平均为 12.7 天。CABG 术后恢复过程迟缓、留置中心静脉导管和未使用分级加压弹力袜（GCS）或抗血小板预防 DVT 的患者可能具有较高的 PE 病死率。

心脏外科术后住院患者发生 PE 的诊断具有很大挑战性，原因如下：①呼吸困难更容易归因于肺不张或左心室功能障碍。②心肌损伤的生化标志物对 PE 诊断无特异性。体外循环可以使得 D- 二聚体反应性升高，影响其在 PE 诊断中的价值。③右心室功能障碍的超声心动图证据对于 PE 也是非特异性的。④平均七十多岁的 CABG 术后患者基线 Geneva 评

99

分高(>6 分),也可能高达 8 分或 12 分,但并没有特定的 PE 症状或体征。由此可以推断,CABG 患者中 PE 中、高风险占有相当大的比例。⑤最常用的 PE 诊断方法是 CTPA,其在很大程度上取代了通气/灌注扫描。但对于术后早期临床情况尚不稳定的患者(也是 PE 高风险患者),转运风险高,及时进行诊断成像(多排 CT 肺动脉造影或通气/灌注扫描)可能存在很大困难。⑥在心脏外科团队中可能存在普遍的认知偏倚,倾向于忽视和/或低估 CABG 术后 PE 的潜在危害。心脏外科医生更专注于动脉系统的抗血栓治疗,术后常规使用血小板抑制和华法林等抗栓药物,却忽视低压的肺循环系统血栓问题,甚至认为术后 PE 是不可能的。

一些指南建议在某些外科手术后进行 PE 和 DVT 预防,包括普通外科、整形外科、妇产科、泌尿外科、创伤外科以及神经外科手术。但针对心血管外科手术,却没有任何建议。既往文献报道了冠状动脉手术后 PE 和 DVT 预防的一些措施,如早期下床活动、弹力袜(graduated compression stocking,GCS)、续贯加压装置(sequential compressed device,SCD)、阿司匹林、双嘧达莫和皮下肝素(low molecular weight heparin,LMWH;以及 unfraction heparin,UFH),联合预防被认为是有效的。

本例患者于冠状动脉旁路移植术后恢复期(术后 3 周)发生了下肢深静脉血栓形成(deep venous thrombosis,DVT)和肺栓塞(pulmonary embolism,PE),回顾并分析整个诊治过程,对照文献资料证据,发现存在以下问题:

1. CABG 术后虽做到了早期下床活动,但未使用弹力袜、SCD 等预防静脉血栓的机械性措施,双联抗栓治疗证实未能预防静脉系统血栓,给予低分子肝素预防性抗凝或许能获益。

2. 术后脑钠肽前体水平明显升高,结合心脏超声及临床症状,考虑出现心功能恶化,治疗上给予严格控制入量,加强利尿,以减轻容量负荷。容量管理的目的是使心力衰竭患者达到个体化的最佳容量平衡状态。过度追求负平衡,使得有效循环血容量减少,静脉血流淤滞,是诱发静脉血栓栓塞事件重要因素。

3. 肺栓塞症状的非特异性、外科手术创伤相关改变(D-dimer 升高)等确实对临床病情判断带来相当程度的干扰,所幸发现及时,未造成严重后果。

4. 本例患者具有高龄等多重危险因素,是发生 CABG 术后并发症的高危人群,而当时在高龄 CABG 术后管理方面的经验仍然有所欠缺,对于静脉血栓高风险患者,可能需要采取更积极的血栓预防方案。

小 贴 士

◇ 肺栓塞是多种外科手术术后的严重并发症,致死率很高,但是较少发生在心脏外科术后。

◇ 随着非体外循环冠状动脉旁路移植术(OP-CABG)的开展,DVT 和 PE 的发生明显增加。发生机制涉及大隐静脉采集所致血管内皮损伤、术后恢复过程迟缓、留置中心静脉导管及未使用机械性预防措施等方面。

◇ CABG 患者平均年龄高达 70 岁,基线 Geneva 评分高,是肺栓塞高风险人群。每一位住院患者都应该评估是否有发生静脉血栓栓塞症(venous thromboembolism,VTE)的风险,根据危险分层采取相应的预防措施;临床医生应加强 VTE 风险防范意识,提高早期识别、规范防治的能力。

(张秀锦 李开亮 樊 瑾)

参 考 文 献

[1] PROTOPAPAS A D, BAIG K, MUKHERJEE D, et al. Pulmonary Embolism Following Coronary Artery Bypass Grafting[J]. J Card Surg, 2011, 26(2): 181-188.

[2] SHAMMAS N W. Pulmonary embolus after coronary artery bypass surgery: A review of the literature[J]. Clin Cardiol, 2000, 23(9): 637-644.

[3] CARTIER R, ROBITAILLE D. Thrombotic complications in beating heart operations[J]. J Thorac Cardiovasc Surg, 2001, 121(5): 920-922.

[4] REIS S E, POLAK J F, HIRSCH D R, et al. Frequency of deep venous thrombosis in asymptomatic patients with coronary artery bypass grafts[J]. Am Heart J, 1991, 122(2): 478-482.

病例 16 >>>

当高血压急症遇上高龄老年

> **导读**：92 岁高龄患者，顽固性高血压，给予多种降压药物仍控制不理想，同时伴有急性左心衰竭、低钠血症、肾功能异常，治疗存在多重矛盾，究竟该如何制定最佳降压方案？

【病史摘要】

患者男性，92 岁，主因"咳嗽、咳痰 1 周，发热 1 天"于 2011 年 1 月 6 日来我院门诊就诊，胸部 X 线片示左下肺炎，遂以"肺炎"于 2011 年 1 月 6 日收住院治疗。住院期间给予头孢哌酮、莫西沙星静脉滴注抗感染。治疗过程中患者出现食欲减退，每日胃肠道入量 100～200ml，血生化提示：血钾 2.91mmol/L，血钠 124mmol/L，血清白蛋白 31g/L，血清肌酐 89μmol/L。给予每日静脉补液 2 000ml，其中生理盐水为 500ml/d，静脉补钾 3g/d，口服补氯化钠 3g/d。2011 年 1 月 10 日，患者出现血压升高，最高达 210/90mmHg，伴胸闷、憋气、端坐呼吸。

既往史：高血压病史 21 年，血压最高 180/75mmHg。平素口服降压药物包括卡维地洛 3.125mg、2 次 /d，硝苯地平控释片 30mg、2 次 / d，奥美沙坦酯 20mg、1 次 / d，螺内酯（安体舒通）20mg、1 次 /2d，血压控制良好。阵发性房颤病史 21 年。此外，有慢性肾脏病 3 期、慢性阻塞性肺疾病及 2 型糖尿病等病史。

【入院时查体】

血压 210/90mmHg，心率 90 次 /min，SpO_2 88%。

喘息貌，双肺呼吸音粗，可闻及湿啰音。心脏听诊律齐，无杂音。双下肢轻度水肿。

【辅助检查】

1. 胸部 X 线检查　肺纹理及双肺门血管增粗、模糊，提示肺水肿。

2. 心电图　窦性心律，心电图不正常，T 波低平。

3. 心脏超声　LVEF 60%，左室整体舒张功能减退。

4. 脑钠肽前体　1 265pg/ml。

5. 肾动脉超声　叶间动脉阻力指数，左侧 1.0，右侧 1.0。主肾动脉血流峰速，左侧 242cm/s，右侧 323cm/s。肾动脉 / 腹主动脉峰值血流比（renal-aortic ratio，RAR），左侧 2.444，右侧 3.263。腹主动脉血流峰速 99cm/s。上述提示：双侧主肾动脉硬化性狭窄。

注：RAR>3.5，用于诊断内径减少>70% 的肾动脉狭窄。

【入院诊断】

1. 肺炎。
2. 高血压，3 级、极高危。
3. 心律失常，阵发性房颤。
4. 冠心病，稳定型心绞痛。
5. 慢性肾脏病，3 期。
6. 慢性阻塞性肺疾病。
7. 2 型糖尿病。

【诊疗思路及首要问题】

患者入院时血压控制相对良好，为什么在住院治疗过程中血压波动极大？当时的诊断考虑什么？针对这样一例高龄老年高血压患者，临床上降压治疗应掌握什么样的原则？是立即降压，还是缓和降压？降压的幅度、速度、给药方式又是如何呢？如何在降压的过程中处理低钠血症？针对慢性肾脏病的患者，在使用 RAS 系统抑制剂的时候如何取舍？

【诊治经过】

针对患者住院治疗期间出现血压升高、喘憋等病情变化，即刻给予呋塞米 10mg 滴斗入、硝酸甘油注射液 60μg/min 微量泵泵入。2 天后患者喘憋较前明显减轻，肺部湿啰音减少，但血压仍在 200/90mmHg 左右波动。1 月 12 日停用硝酸甘油，改为硝普钠 18～72μg/min 微量泵泵入，用药期间血压维持在 150/80mmHg 左右，应用 3 天后停用硝普钠，血压再次升至 210/90mmHg。1 月 15 日将静脉降压药物调整为乌拉地尔注射液 100～175μg/min，应用 2 天效果欠佳。在此期间，每日给予呋塞米 10～20mg 滴斗入。在调整静脉降压药物的同时，积极调整口服降压药物：①自 1 月 10 日起将螺内酯（安体舒通）由 20mg、1 次 /2d 加量至 20mg、2 次 /d。②加服吲达帕胺缓释片 1.5mg、1 次 /d。③自 1 月 14 日停用硝苯地平控释片，改为非洛地平缓释片 5mg、2 次 /d；自 1 月 17 日将非洛地平缓释片加量为 10mg、2 次 /d。患者血压自 1 月 19 日逐渐稳定在 150/60mmHg，至 1 月 26 日维持在 140/60mmHg 左右。至 3 月 1 日出院前未再出现明显血压波动，监测血生化提示血清肌酐 94μmol/L，血钾 4.1mmol/L，血钠 140mmol/L，血清白蛋白 37mmol/L。

【最后诊断】

1. 肺炎。
2. 高血压，3 级、极高危。
3. 急性左心衰竭。
4. 心律失常，阵发性房颤。
5. 冠心病，稳定型心绞痛。
6. 慢性肾脏病，3 期。

7. 慢性阻塞性肺疾病。

8. 2 型糖尿病。

【随访】

出院后血压稳定在 140/60mmHg 左右，后非洛地平逐渐减量至 5mg、2 次 /d。

【诊治心得】

该患者为 92 岁男性，根据 2018 年美国心脏协会（American Heart Association，AHA）颁布的《难治性高血压检测、评估和管理科学声明》，难治性高血压定义为：尽管使用了 3 种抗高血压药物，患者血压仍高于目标值，通常包括长效钙通道阻滞剂（calcium channel blocker，CCB）、肾素 - 血管紧张素系统抑制剂 [血管紧张素转化酶抑制剂（angiotensin converting enzyme inhibitors，ACEI）或血管紧张素受体阻滞剂（angiotensin receptor blocker，ARB）] 和利尿剂。所有抗高血压药物应以最大剂量或最大耐受剂量和适当的频率给药。该患者在 1 月 10 日出现顽固性血压升高，使用了包括利尿剂、CCB、ARB 等降压药物联合降压，但血压仍不能控制在目标水平。所以，该患者可以诊断为难治性高血压。

患者入院时血压控制相对良好，为什么在住院治疗过程中反而成为顽固性高血压？主要考虑以下几个方面：①患者有双侧肾动脉狭窄的病理基础。②患者当时由于食欲下降，每日仅能从胃肠道进食 200ml 左右，所以当时给予每日静脉补液 2 000ml 左右，医源性的原因导致容量负荷增加，血压升高。③当时化验血生化示低钾、低钠，给予补钾、补钠治疗。在补钠方面给予每日口服氯化钠 3g，加上静脉输注的生理盐水 500ml/d，每日钠盐摄入 7.5～8.0g，这种钠盐摄入导致血压进一步升高。④低钠血症常见原因有缺钠性、稀释性、消耗性。临床上仅根据血钠水平来判断低钠血症有一定的局限性。该患者有肺部感染的病史，感染过程中肺组织可分泌异位抗利尿激素，通过刺激集合管抗利尿激素的 V_2 受体，导致水滞留，引起稀释性低钠血症，血渗透压下降，尿钠及尿渗透压增高，临床上称为抗利尿激素分泌不当综合征（syndrome of inappropriate antidiuretic hormone secretion，SIADH）。此时，如果加强静脉补液，亦会加重稀释性低钠血症。因此，为了进一步判断有否稀释性低钠，应查血渗透压、尿渗透压、血钠、尿钠，综合评估低钠的原因。如果是稀释性低钠血症，应注意限制入液量，而不是一味补钠。

针对这样一例高龄老年顽固性高血压患者，临床上降压治疗应掌握什么样的原则？是立即降压，还是缓和降压？降压的幅度、速度、给药方式又该如何？

首先，分析该患者血压升高时的病情特点：①短期内血压严重升高，收缩压大于 180mmHg；②伴发进行性靶器官功能不全，如急性左心衰伴肺水肿等。众所周知，高血压危象（hypertensive crisis）包括高血压急症（hypertensive emergencies）和高血压亚急症（hypertensive urgencies），前者由于合并靶器官的损害，需要住院治疗、立即降压，以阻止靶器官进一步损害，降压药物包括静脉降压药物及口服降压药物；后者由于不合并靶器官的损害，一般不需要住院治疗，调整口服药物即可。该患者收缩压短期内升高超过 180mmHg，且合并靶器官损伤。因此，应考虑为高血压急症，治疗上应立即降压，以减少靶器官的进一步损害。我们的降压策略采取了"两步走"的方法：第一步，短期内将血压降至相对安全水平，降压幅度为近期血压升高值的 2/3，药物选择上使用静脉降压药物联合口服降压药物；第二步，当把患者血压降至相对安全的水平后逐渐减慢降压速度，减少静脉降压药物的使用，进一步调整口服降压药物。

在调整口服降压药物的过程中，我们将患者入院时服用的硝苯地平控释片改为非洛地平缓释片，并逐渐增加非洛地平缓释片的剂量，由 5mg、2 次 /d 逐渐加为 10mg、2 次 /d。如此调整的依据是：①中国约 60% 的高血压患者属于盐敏感性，所谓盐敏感性高血压，是指由于血压调控机制不足以克服高盐摄入引起的血压升高而导致的高血压。临床上可以通过急性盐负荷试验、慢性盐负荷试验来判断。该患者相当于做了一个慢性盐负荷试验，而他的血压增幅远远超过了试验所规定的增幅大于 10mmHg。因此，我们认为该患者属于盐敏感性高血压。在所有的降压药物中，CCB 类降压药物更适合于盐敏感性高血压的降压治疗。②该患者系 CKD 3 期，由于 CCB 可以扩张肾小球入球小动脉，因此，在中晚期肾损害的患者用药过程中全程不会降低肾小球灌注压。③该患者在血压升高过程中出现急性左心衰、肺水肿。因此，在降压治疗时，我们需要选择一种有高度血管选择性的降压药物，以减少对心肌收缩力、心脏传导的影响。非洛地平的血管 / 心脏选择性为 118∶1，而硝苯地平的血管 / 心脏选择性仅为 14∶1。因此，我们停用硝苯地平，改为非洛地平。

由于该患者系双侧肾动脉狭窄，RAS 系统处于相对激活状态，而该患者在住院前一直服用奥美沙坦，ARB 类药物在阻断 RAS 的同时，可能会出现下游醛固酮逃逸现象。ASCOT-BPLA 证实：联合平均 3 种降压药仍无效时，采用螺内酯作为第 4 种降压药，平均随访 1.3 年，平均收缩压下降 21.9mmHg。Ouzan 等证实，相对小剂量（小于 100mg/d）的螺内酯可作为治疗顽固性高血压安全、有效的药物。因此，螺内酯（安体舒通）加量为 20mg、2 次 /d，以减少醛固酮逃逸。

该患者在调整降压药物过程中，我们注意到一个值得思考和讨论的问题。在患者血压刚开始升高，在还不知道患者有双侧肾动脉狭窄的前提下，曾经将奥美沙坦 20mg、1 次 /d 加量为 20mg、2 次 /d，服用 3 天后血压仍居高不下，这时我们给患者做了肾动脉超声，提示双侧肾动脉狭窄。当时动员患者针对肾动脉狭窄做进一步检查，如增强磁共振成像等，患者家属拒绝，考虑患者为 92 岁高龄，同时合并 CKD 3 期、心功能不全等，未再行进一步检查。当时复查血清肌酐示 113μmol/L，较入院时有所升高，计算肾小球滤过率是 52.6ml/（min·1.73m²）。于是我们组织讨论：患者的血清肌酐升高是否因为加用了奥美沙坦所致？下一步降压治疗，奥美沙坦是继续使用还是停用？我们仔细复习了患者病史，发现患者在住院前 1 年的时间一直服用奥美沙坦，监测血清肌酐未出现升高趋势，而且血压控制亦相对平稳。因此，我们考虑患者此次血清肌酐升高是由于肺部感染、难治性高血压、急性左心衰等综合因素共同造成，而非 ARB 所致。2018 年中国高血压防治指南（修订版）指出 ACEI 或 ARB 类降压药物慎用于单功能肾或双侧肾动脉狭窄，具体到我们这位患者，是停用还是继续使用？我们对该患者服用 ARB 可能出现的利与弊进行评估：该患者有 2 型糖尿病、阵发性房颤、心功能不全等病史，高血压合并上述疾病，是使用 ARB 的强指征。但该患者有双侧肾动脉狭窄病史，服用 ARB 可能会导致肾功能进一步减退。根据入院前 1 年来监测血清肌酐动态变化结果，未发现血清肌酐升高。另外，患者双侧肾动脉狭窄目前仅有超声检查结果，尚缺乏更精确的检查手段进一步评估双侧肾动脉狭窄程度。所以，我们综合分析利与弊，决定继续使用奥美沙坦，并且将奥美沙坦的剂量恢复至入院时的 20mg、1 次 /d。同时密切监测血清肌酐、同型半胱氨酸等指标，未发现有升高趋势。这一病例提示我们，在临床治疗过程中，既要紧密结合指南，同时又应密切观察病情，制订个体化方案，以期达到更好的治疗效果。

　　总之，经过上述调整，患者血压逐渐得以控制，从 1 月 10 日收缩压在 180～200mmHg 逐渐降至 160mmHg，最后维持在 140mmHg 左右。

────────────── 小 贴 士 ──────────────

◇ 针对难治性高血压、高血压危象患者，仅依靠静脉降压药调整血压效果不理想，需同时积极调整口服降压药。

◇ 针对合并心力衰竭的高血压患者，使用 CCB 降压治疗时可选用高血管选择性的 CCB，以减少对心肌收缩力的影响。

◇ 针对高血压合并低钠血症，首先判断低钠血症的类型，其次注意平衡补钠与控制血压之间的关系。

◇ 针对合并感染的高血压患者，应注意异位 ADH 增加所致容量增多，降压治疗时注意合理使用利尿剂、醛固酮受体拮抗剂。

◇ 针对高血压合并肾动脉狭窄，在使用 ACEI 或 ARB 时，应充分评估降压药物可能带来的利弊，如需使用，应密切监测肾功能情况。总之，应紧密结合指南，同时根据个体差异性制订个体化治疗方案。

（郑　瑾　曹瑞华　曹　剑）

参 考 文 献

[1] LJUNG B. Vascular selectivity of felodipine［J］. Drugs，1985，29 Suppl 2：46-58.

[2] OUZAN J，PÉRAULT C，LINCOFF A M，et al. The role of spironolactone in the treatment of patients with refractory hypertension［J］. Am J Hypertens，2002，15（4 Pt 1）：333-339.

[3] CHAPMAN N，DOBSON J，WILSON S，et al. Effect of spironolactone on blood pressure in subjects with resistant hypertension Hypertension［J］. Hypertension，2007，49（4）：839-845.

[4] 《中国高血压防治指南》修订委员会，高血压联盟（中国），中华医学会心血管病分会，等. 中国高血压防治指南（2018 年修订版）［J］. 心脑血管病防治，2019，19（1）：1-44.

病例 17 »»»

超高龄老年人心力衰竭伴液体潴留的超滤治疗

> **导读**：96 岁患者，因肺部感染、呼吸衰竭诱发心肌梗死、心力衰竭，液体潴留明显，同时在慢性肾脏病基础上肾功能恶化、利尿剂抵抗，导致心力衰竭治疗陷入困境。超滤治疗是此类患者救治成功的希望，但在超高龄患者中的应用经验很少，该如何把握超滤技术的应用？该病例的救治经验值得借鉴。

【病史摘要】

患者男性，96 岁，2018 年 10 月因"肺炎"收入呼吸科。住院期间因持续便隐血阳性，考虑上消化道出血可能，予停用抗血小板药物，间断给予低分子肝素皮下注射抗凝治疗。2018 年 12 月初患者呛咳后肺炎再发，予以抗感染、化痰等治疗。12 月 5 日凌晨 1 时患者出现喘憋、烦躁，心电监护示心率增快至 110～120 次/min，伴出汗，急行心电图可见 I、aVL、II、aVF、V_3～V_6 导联 ST 段下斜型压低，aVR 导联 ST 段弓背向上抬高，当时化验心肌酶未见明显升高，给予硝酸异山梨酯注射液（异舒吉）、达肝素钠、呋塞米（速尿）等药物治疗，症状未缓解。12 月 6 日晨复查心肌酶示：肌钙蛋白 I16.147μg/L，脑钠肽前体 57 421.9pg/ml，肌钙蛋白 T1.46ng/ml。心脏超声可见节段性室壁运动减弱，符合急性左室下壁心肌梗死改变及慢性左室前壁心肌缺血性改变。为进一步治疗，以"急性非 ST 段抬高型心肌梗死"转入心血管内科。

既往史：1975 年开始出现发作性心前区疼痛，诊断为"冠心病，稳定型心绞痛"，间断服用抗心绞痛药物治疗（具体不详）。2004 年 5 月 13 日于行冠脉造影发现左主干开口中度狭窄，前降支中段 80% 狭窄，回旋支起始段 90% 狭窄，中远端弥漫性狭窄，右冠中段弥漫性狭窄，最重处达 90%。2004 年 6 月 3 日在全身麻醉非体外循环下行冠状动脉旁路移植术，左乳内动脉与前降支吻合，大隐静脉与后降支吻合，术后患者症状明显缓解。2007 年 3 月 22 日复查冠脉造影示右冠开口、中段、远段弥漫狭窄 90% 以上。左乳内动脉 - 前降支血管桥吻合口狭窄，尚通畅，左主干开口处局限性狭窄，回旋支远端闭塞。2007 年 4 月 2 日行介入治疗，于右冠放置支架 3 枚，前降支远段放置支架 1 枚，术后心绞痛症状明显改善，此后心脏情况相对稳定。有慢性肾脏病病史多年，目前为 CKD 4 期。

【入院时查体】

体温 37.3℃，脉搏 85 次/min，呼吸 22 次/min，血压 139/61mmHg。

双肺呼吸音减低，双下肺可闻及湿啰音。心率 85 次 /min，律齐，二尖瓣听诊区可闻及 3/6 级收缩期吹风样杂音。腹软，无异常阳性体征。双下肢水肿。

【辅助检查】

1. 心电图 I、II、aVF、$V_3 \sim V_6$ 导联 ST 段下斜型压低，aVR 导联 ST 段弓背向上抬高（图 17-1）。

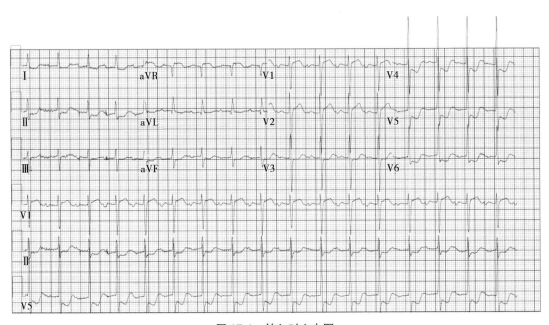

图 17-1　转入时心电图

2. 超声心动图　节段性室壁运动减弱；符合急性左室下壁心肌梗死后改变及慢性左室前壁心肌缺血性改变；梗死区略增厚（水肿）；主动脉瓣钙化性狭窄（轻度）伴反流（轻度）；升主动脉扩张。射血分数为 54%。

【入院诊断】

1. 冠心病，急性非 ST 段抬高型心肌梗死、Killip 2 级、左主干 + 三支病变、冠状动脉旁路移植术后、支架植入术后。
2. 双肺肺炎。
3. 慢性肾功能不全，CKD 4 期。

【诊疗思路及首要问题】

患者 96 岁，为超高龄患者，行动不便，大部分时间卧床，排痰能力弱，反复发生肺部感染。基础疾病多，冠状动脉存在严重三支病变，曾行冠状动脉旁路移植术和支架植入术。本次转入心血管内科的原因是在肺部感染的基础上合并了 NSTEMI、心力衰竭加重，NT-proBNP 最高升至 171 531pg/ml。肾功能也进一步下降，全身水肿严重，肌酐明显上升，最高时比入院时升高 1 倍，出现利尿剂抵抗，每日需 120mg 以上的袢利尿剂（折合成呋塞米）才能维持尿量在 1 000～1 500ml，难以达到减轻容量负荷的目的。与此同时，患者的血流动力学处于不稳定的状态,需要持续泵入中小剂量的去甲肾上腺素维持血压。该患者系肺部感染诱发的多器官功能衰竭,预后差,治疗矛盾突出,需综合考虑多种因素,以求稳中取胜。首先要解决的问题是:①积极控制感染;②机械通气改善通气及换气功能;③解除容量超负荷,减轻心脏负担。

【诊疗经过】

入院后报病危,与患者家属沟通病情,治疗方面给予抗血小板、抗凝、抗感染、扩张冠状动脉、改善循环、利尿、营养支持等治疗。入院 3 天后因肺炎加重合并鼻腔出血,急诊行经鼻气管插管术,呼吸机辅助呼吸。肺部感染诱发的多器官功能衰竭属于老年病房常见且棘手的问题,如不能打破恶性循环,预后很差。经反复斟酌并与患者家属沟通,决定实施心力衰竭超滤治疗。共进行 2 次超滤治疗,采用低流量、低超滤速度、较短时间的方式,总的超滤量分别为 1 036ml 和 1 006ml。超滤治疗后,患者对利尿剂的敏感性显著改善,利尿剂的用量从超滤前每日呋塞米>120mg,下降至每日 0~40mg,尿量可保持在 1 500ml/d 以上(图 17-2),全身水肿逐渐消失。心脏功能明显好转,NT-proBNP 逐渐下降至 3 000pg/ml 左右。肌酐大幅下降,从最高 300μmol/L 以上降至 80μmol/L 左右(图 17-3),其他肾功能指标如血清胱抑素 C、尿微量白蛋白/肌酐比值、尿 NAG 酶也都大幅下降。在反复调整抗感染方案后,患者肺炎得到控制,并拔除气管插管。

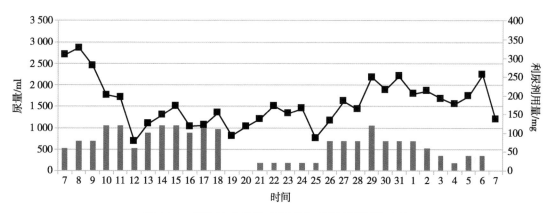

图 17-2 超滤治疗前后每日尿量、利尿剂用量的变化
折线为尿量,柱形为利尿剂用量。

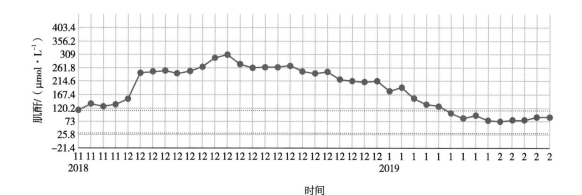

图 17-3 住院期间肌酐变化趋势

【诊治心得】

该病例是运用超滤治疗心力衰竭水钠潴留的一个成功的例子。

充分缓解心力衰竭患者的水钠潴留是减轻患者症状、降低再住院率、提高生活质量的重要措施，治疗原则是充分清除血管内和血管外组织间隙多余的体液，同时避免进一步激活神经内分泌系统。现行的心衰指南推荐，利尿剂为急性失代偿性心力衰竭（acute decompensated heart failure，ADHF）的一线治疗。但在临床实践中，利尿治疗常不能充分纠正液体潴留，长期利尿剂治疗后容易出现低血压、电解质紊乱、肾功能下降等临床问题。体液潴留是导致急性心力衰竭患者肾功能恶化的最主要原因，而肾功能恶化又可以反过来加重心力衰竭，形成恶性循环。老年人本身肾脏功能下降，老年心力衰竭患者使用利尿剂治疗容易出现"利尿剂抵抗"和心肾综合征。对于利尿剂抵抗的定义，目前尚未达成一致的共识。通俗地讲，就是在应用利尿剂的过程中出现利尿效果降低的现象。但大多数学者认为，利尿剂抵抗是指每日静脉使用呋塞米剂量≥80mg或等同剂量利尿剂，尿量<0.5～1.0ml/（kg·h）；或满足如下标准：①尽管使用了大剂量利尿剂（静脉应用呋塞米≥80mg/d）仍持续存在淤血；②尿钠量/肾小球滤过钠量<0.2%；③每天口服呋塞米320mg，但72小时内尿钠排泄量<90mmol。

本例患者属于超高龄老年人，基础疾病多，有慢性心力衰竭、慢性肾衰竭病史多年，在肺炎这一启动因素作用下，心、肾功能迅速恶化，使用大剂量呋塞米的情况下，仍不能控制水钠潴留，按各种定义方法均可认为存在利尿剂抵抗。我们在临床治疗中采用了多种改善利尿剂抵抗的方法，如提升肾脏灌注压、维持电解质稳定、增加胶体渗透压、改变利尿剂的给药方式（持续静脉泵入）、联合应用多种利尿剂（如噻嗪类利尿剂、醛固酮拮抗剂、血管加压素 V_2 受体阻断剂等）、泵入小剂量奈西立肽等，但效果均不理想。

体外超滤能够根据患者液体潴留程度，可控地清除过剩的体液，是纠正水钠潴留的有效方法，已成为利尿剂治疗的重要补充或替代。2018 中国心力衰竭诊断和治疗指南推荐，存在高容量负荷且对利尿剂抵抗的患者采用超滤治疗。在技术层面需要考虑以下问题：启动超滤治疗的时机、超滤速度和超滤总量的把握、选择超滤还是持续性肾脏替代治疗（continuous renal replacement therapy，CRRT）以及超滤治疗对肾功能的影响。

超滤治疗是指用机械装置从外周或中心静脉把血液抽出，通过第二个泵产生的静水压对血液进行过滤，过滤后再输送回患者静脉的过程。能够消除血管内、外过多的体液，恢复血管内和间隙容量正常化，且不会导致电解质异常或神经激素激活。与利尿剂相比，超滤治疗具有能够可控地有效地清除钠水、恢复利尿剂反应性、不影响电解质、提高肾小球滤过率等优点。缓解钠水潴留的核心是钠，超滤治疗缓解钠潴留优于利尿剂。以呋塞米为代表的利尿剂产生的是低张尿，尿钠浓度低于血钠浓度；而超滤液钠浓度与血浆相等。因此，与利尿剂比较，等量的液体清除时超滤治疗的排钠量更多，排钠能力优于利尿剂。RAPID-CHF 试验、UNLOAD 研究等临床实验均证实了超滤治疗的有效性和优势。美国 ACC/AHA 心衰指南建议，超滤适应证为有明显容量超负荷的患者，或对药物治疗无效的顽固性心力衰竭患者。2016 年中国心力衰竭超滤治疗建议则推荐超滤治疗的适应证为：心力衰竭伴利尿剂抵抗或利尿剂缓解淤血症状效果不满意的患者；心力衰竭伴明显液体潴留的患者；因近期液体负荷明显增加，导致心力衰竭症状加重的患者。

本例患者具有上述指南和专家共识所推荐的超滤治疗的适应证，经 2 次超滤治疗效果非常显著：水钠潴留减轻、恢复对利尿剂的敏感性，以及更重要的是心、肾功能的明显改善。

对如此高龄且病情复杂的患者进行超滤治疗，在国内外都是罕见的。在这一领域还有很多问题需要探讨：①超滤治疗的时机：近年来的研究倾向于早期开始超滤治疗，不必等到出现利尿剂抵抗或严重的心肾综合征，将超滤作为一种"补救性"的治疗措施，但目前还缺少比较大规模的临床实验来佐证这一观点。②老年患者应用超滤治疗的具体方法：年龄较轻的患者往往采取较快的超滤速度和较大的超滤总量，如左心衰竭患者每日不超过 3 000ml 或右心衰竭患者每日不超过 5 000ml。出于安全以及对肾功能的考虑，该例患者我们采用了较小的血泵流量、较小的超滤速度和较小的单次超滤总量，取得了满意的效果。上述说明，对于老年人，超滤治疗具有良好的安全性和有效性，但需要更多地积累临床病例。③选择超滤还是 CRRT？实际上早期的超滤治疗采用的是传统 CRRT 或血液透析设备，但近年来专门用于治疗心力衰竭的超滤设备和技术取得了重大进步。心力衰竭专用的单纯超滤设备采用了低流量蠕动泵、小膜面积血液滤器、更低的循环容量等新技术，保证了超滤治疗的安全性，专门针对心力衰竭的病理生理特征进行优化，不需要置换液和透析液，不用频繁监测血液指标，简化了操作流程，适宜由心血管内科医生、护士来完成治疗。对于该例如此高龄的患者，安全性始终放在第一位来考虑，我们选择了对血流动力学影响更小（低流量、低循环容量）的超滤治疗。④超滤治疗对肾功能的影响：目前超滤治疗对于肾功能的影响还存在较大争议，急性失代偿性心力衰竭心肾挽救研究（Cardiorenal Rescue Study in Acute Decompensated Heart Failure，CARRESS-HF）入选的是急性失代偿性心力衰竭伴肾功能恶化的患者，共纳入 188 例患者，随机分为阶梯药物治疗或血液超滤治疗组，药物治疗组调整利尿剂和其他药物直到每日尿量达到 3～5L。研究主要终点为 96 小时患者体重和血肌酐水平的变化。结果显示，两种治疗策略在体重减轻方面作用相似；药物治疗组治疗前后血肌酐无明显变化，而超滤组肌酐升高，有统计学差异；两组死亡率和因心力衰竭住院率方面无差别。超滤组出现肾功能恶化的原因尚不清楚，肾功能恶化可能是不良事件增多的原因。同时，也有学者认为血肌酐的一过性升高不一定反映了肾功能的恶化，也有可能与血液浓缩有关，减慢超滤速度可能有较好效果。在该例患者的治疗中我们正是采取了减慢超滤速度的做法，结果很理想，患者的肌酐水平在治疗后显著下降且能长时间保持稳定。对于这类患者，较慢的超滤速度可能更为适合，还需要更多的临床实验来证实。

―――――――――― 小 贴 士 ――――――――――

◇ 现行的心力衰竭指南推荐利尿剂为急性失代偿性心力衰竭（ADHF）的一线治疗。但在临床实践中，利尿治疗常不能充分纠正液体潴留。

◇ 老年人本身肾脏功能下降，老年心力衰竭患者使用利尿剂治疗容易出现"利尿剂抵抗"和心肾综合征。

◇ 对于存在高容量负荷且对利尿剂抵抗的心衰患者，超滤技术的进步为临床提供了更好的治疗工具，现已成为 CHF 利尿剂治疗的重要补充或替代。2018 中国心力衰竭诊断和治疗指南推荐，存在高容量负荷且对利尿剂抵抗的患者采用超滤治疗。

◇ 但有关超滤治疗 CHF 仍有诸多问题有待解决，如最适指征和开始治疗的最佳时机、何种类型的 CHF 患者从中获益最大、影响超滤治疗远期预后的因素等，还需要更多、更大样本量的临床研究及临床经验的总结来回答。

（洪昌明　祁莉萍　刘宏伟　史　扬）

参 考 文 献

[1] 中华医学会心血管病学分会. 心力衰竭的超滤治疗建议［J］. 中华心血管病杂志，2016，44（6）：477-482.

[2] 中华医学会心血管病学分会心力衰竭学组，中国医师协会心力衰竭专业委员会，中华心血管病杂志编辑委员会. 中国心力衰竭诊断和治疗指南 2018［J］. 中华心血管病杂志，2018，46（10）：760-789.

[3] YANCY C W，JESSUP M，BOZKURT B，et al.2017 ACC/AHA/HFSA Focused Update of the 2013 ACCF/AHA Guideline for the Management of Heart Failure：A Report of the American College of Cardiology/American Heart Association Task Force on Clinical Practice Guidelines and the Heart Failure Society of America［J］. J Am Coll Cardiol，2016，68（13）：1476-1488.

[4] BART B A，GOLDSMITH S R，LEE K L，et al. Ultrafiltration in decompensated heart failure with cardiorenal syndrome［J］. N Engl J Med，2012，367（24）：2296-2304.

病例 18 >>>

高龄患者二尖瓣生物瓣置换术后瓣膜衰败的处理

> **导读:** 83 岁男性,二尖瓣生物瓣置换术后 14 年,房颤伴活动耐力进行性减退 4 年,其生物瓣功能如何?是否需要再次换瓣?如何选择瓣膜类型?如何选择术后抗凝治疗方案?

【病史摘要】

患者男性,83 岁,主因"二尖瓣生物瓣置换术后 14 年余,进行性活动耐力减退 4 年"于 2018 年 10 月 30 日入院。患者青年时期因生活环境长期阴冷潮湿,诱发骨关节痛,未予重视。1964 年查体发现心脏杂音,诊断为"风湿性心脏病,二尖瓣狭窄并关闭不全"。2004 年 6 月在全身麻醉下行二尖瓣生物瓣置换术,手术顺利,术后恢复好。2014 年 12 月发现脉搏较快、约 100 次 /min,伴心悸,无胸闷、胸痛,行心电图检查示心房颤动,入院予胺碘酮治疗房颤未转复,后给予华法林抗凝、美托洛尔(倍他乐克)控制心室率等治疗。此后出现活动耐力进行性减退,入院前 2 周日常活动即感胸闷不适,门诊复查心脏超声示二尖瓣生物瓣老化,肺动脉压为 58mmHg,较半年前(2018 年 4 月为 47mmHg)升高。为进一步治疗收入院。

既往史:2008 年发现血压升高,最高为 170/80mmHg,长期服用氯沙坦钾治疗,血压控制可。2004 年曾行冠脉造影检查,未见明确狭窄性病变。

【入院时查体】

血压 150/63mmHg,心率 65 次 /min,心律绝对不齐,心音强弱不等,二尖瓣听诊区可闻及舒张期隆隆性杂音。双肺呼吸音清,未闻及明显干、湿啰音。双下肢轻度水肿。

【辅助检查】

1. 心电图　房颤心律(图 18-1)。

2. 心脏超声　左房扩大(52mm),右房轻度扩大(43mm),二尖瓣位见人工生物瓣强回声,生物瓣其中一叶明显增厚、回声明显增强,人工生物瓣开放受限,闭合时瓣叶对合稍差。CDFI:二尖瓣位人工瓣舒张期血流平均压差明显增大(峰值压差 25mmHg,平均压差 12mmHg)。三尖瓣中 - 大量反流,由三尖瓣反流压差估测肺动脉收缩压为 58mmHg。二尖瓣生物瓣植入术前及术后随访主要参数见表 18-1。

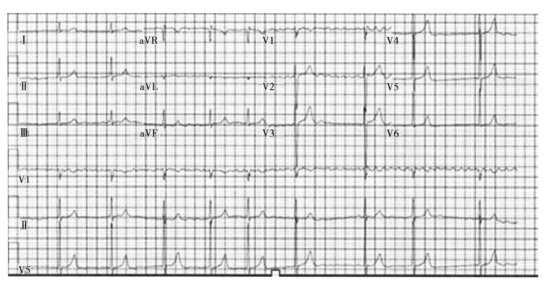

图 18-1　入院时心电图

表 18-1　历年心脏超声主要参数

时间	LA/mm	RA/mm	LVDD/mm	RVDD/mm	PAPs/mmHg	MV 瓣口面积 /cm²	最大跨瓣压 /mmHg	平均跨瓣压 /mmHg	EF/%
2018 年 11 月 1 日	52	42	44	30	53		25	12	69
2018 年 10 月 19 日	51	43	48	39	58	1.2	19	7	57
2018 年 4 月 11 日	47	43	48	40	47	1.2	15	7	62
2017 年 6 月 5 日	46	41	49	39	44	1.4	25	8	61
2016 年 8 月 31 日	47	45	55	35	47	未报	27	未报	69
2015 年 7 月 29 日	48	41	53	39	41	1.43	21	9	63
2015 年 3 月 30 日	44	39	48	35	51	1.6	流速 2.25m/s	未报	61
2014 年 12 月 9 日	44	40	49	35	45	1.7	流速 2.26m/s	未报	60
2013 年 5 月 14 日	42	36	47	36	45	1.8	17	5.8	62
2010 年 4 月 23 日	45	44	52	36	46	1.8	流速 2.1m/s	未报	61
2004 年 5 月 17 日	44	37	38	36		2.0		5.1	57
2004 年 5 月 10 日	46	35	50	40	56	1.1	15		69

　　3. 6 分钟步行试验　158m（中度）。

【诊治经过】

　　入院后给予控制入量、监测体重、血压、记出入量，以管理容量负荷。给予美托洛尔（倍他乐克）控制心室率、华法林抗凝、氯沙坦钾降压及呋塞米利尿等治疗。11 月 12 日心脏内科及心脏外科专家团队评估认为，患者生物瓣功能衰败，有手术换瓣指征，因系高龄患者，既往有短暂脑缺血发作病史，二次换瓣手术风险高，但无绝对禁忌证，如患者意愿强烈可以进一步完善术前评估，择期行外科瓣膜置换术。经与患者本人及家属沟通，均表示为提高生活质量，同意手术治疗，认可并愿意承受手术相关风险。11 月 20 日行冠脉造影示前降支中段节段性狭窄 50%，余冠脉分支未见明确狭窄。经全面、缜密的术前评估，未发现手术禁忌证，于 2018 年 11 月 27 日在全身麻醉体外循环下行二次开胸二尖瓣生物瓣置换术＋三尖瓣成形术＋左心耳缝合术（图 18-2），手术顺利，术后继续给予抗凝、控制心率、降压等综合治疗，并指导其进行术后康复训练，顺利康复出院。

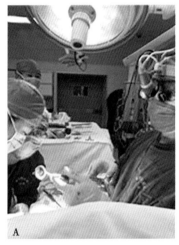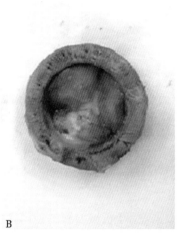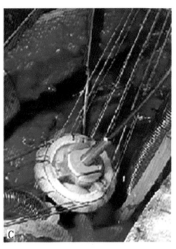

图 18-2　二尖瓣生物瓣置换术
A．原生物瓣已取下；B．老化的生物瓣；C．新瓣膜植入。

【最后诊断】

1．风湿性心脏病，二尖瓣狭窄并关闭不全、二尖瓣生物瓣置换术后。
2．心律失常、永久性房颤。
3．慢性心功能不全，NYHA Ⅲ 级。
4．高血压，3 级、极高危。

【随访】

术后 3 个月复查心脏超声示二尖瓣生物瓣置换术后，瓣叶活动良好，瓣口面积为 2.2cm²，平均跨瓣压差为 7mmHg，估测肺动脉收缩压为 38mmHg，较术前明显下降。患者无胸闷、气喘、心悸等不适，活动耐力较术前有所增加。胸部 X 线片示肺野清晰，心胸比正常（图 18-3）。

【诊治心得】

该病例是我院完成的首例 80 岁以上二次瓣膜置换手术，具有标志性意义。

人工心脏瓣膜置换是严重瓣膜病变的主要外科治疗手段之一，主要包括机械瓣膜和生物瓣膜两大类，两类瓣膜各有特点。生物瓣膜最早应用于 1965 年，是一种以同种或异种瓣膜制成的心脏假体。生物瓣膜的形状、血流方式与人体瓣膜十分相似，并且不需要针对生物瓣膜的植入长期服用抗凝药物，因而没有药物引起的并发症危险。与瓣膜相关的并发症如血栓形成、血栓栓塞的发生率也较机械瓣膜低。因此，越来越多的患者选择生物瓣膜。

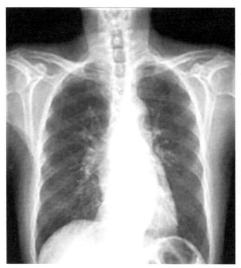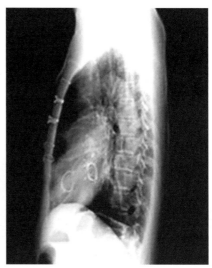

图 18-3　术后 3 个月复查胸部 X 线片

据 Society of Toracic Surgeons 数据显示,机械瓣膜的使用率由 2000 年的 68% 降为 2007 年的 37%,而生物瓣膜使用者的平均年龄由 2000 年的 77 岁降到 2007 年的 71 岁,逐趋年轻化。生物瓣最大的缺点是其寿命有限,使用 10～15 年,瓣膜将逐渐出现退行性病变,常需要第二次手术,Hammermeister 等报道机械瓣和生物瓣在 AVR 术后 15 年再次手术率分别为(10±3)% 和(29±5)%,机械瓣和生物瓣在 MVR 后再手术率分别为(25±6)% 和(50±8)%。

　　21 世纪初期,在全世界范围内,心脏瓣膜置换中应用生物瓣占 43%,在欧洲占 45%,南美洲占 63%,美国占 61%,日本占 40%,中国不到 5%,当时中国医学科学院阜外医院的生物瓣应用已达到 19%。患者年龄是选择瓣膜类型的重要参考因素。结构性瓣膜失功能发生率与患者手术时年龄成反比,即手术时年龄越大,结构性瓣膜失功能发生率越低。早期文献资料显示,第二代有支架生物瓣膜植入人体 15 年后在免于瓣膜结构性失功能、免于瓣膜相关病态事件发生率、死亡率和再手术率等方面均有杰出表现,对于年龄>65 岁的接受瓣膜置换者而言是较理想的选择。

　　本例患者第一次瓣膜置换的时间是 2004 年(69 岁),当时生物瓣在中国的应用还处于起步阶段,术后 10 年间患者生活质量良好,2014 年出现房颤,提示生物瓣功能开始衰败。至 2018 年生物瓣使用 14 年,已接近最高寿命,房颤发生之后患者活动耐力进行性减退,说明心脏代偿能力日渐耗竭。本次入院前复查心脏超声可见生物瓣瓣叶钙化,瓣口狭窄,临床上再次出现瓣膜狭窄相关症状,面临二次换瓣。十几年来,瓣膜病诊疗领域已经取得了很大进展,新一代的生物瓣膜已经问世,国际瓣膜病诊疗指南推陈出新。在此背景下,对于生物瓣衰败的 83 岁高龄患者,该如何根据最新循证医学证据来制订科学的治疗方案?

　　风湿性二尖瓣病变在我国心脏外科瓣膜病领域最常见,其中以二尖瓣狭窄最多。当前欧美风湿性二尖瓣狭窄治疗指南的基本宗旨是以二尖瓣经皮介入球囊扩张为主、以心脏外科人工瓣膜置换为辅的治疗策略。无论是否有症状的二尖瓣狭窄病变,首要策略是判定有无球囊扩张禁忌,在存在相关禁忌条件下并且确认无外科高危因素时,才进行二尖瓣病变的外科治疗。国内专家质疑国际风湿性二尖瓣狭窄治疗指南并不完全适合我国国情,鉴于目前中国仍然缺乏在此领域的专家诊疗规范,国内众多心脏瓣膜病领域专家共同商议和深入讨论,最终对中国风湿性二尖瓣疾病外科治疗指征达成共识,2018 年中国风湿性二尖瓣外科治疗指征专家共识专家组发布了《中国风湿性二尖瓣疾病外科治疗指征专家共识》,帮助临床医师做出医疗决策。共识中提出患者临床状态判定的具体指标,对考虑手术干预时机非常重要,具体的临床状态判断指标可以分解为主要指标和次要指标(表 18-2)。判断风湿性二尖瓣疾病患者的手术指征时,常规手术时机通常设定为在 STS 或 Euroscore 评分小于中危的前提下,同时:①临床状态判断达到 2 个主要指标;②临床状态判断达到 1 个主要指标、3 个次要指标;③临床状态判断达到 4 个次要指标。

表 18-2　风湿性二尖瓣病变患者临床状态的判断指标

主要指标	次要指标
➢ 心功能(NYHA 分级)Ⅲ～Ⅳ级	➢ 心功能(NYHA 分级)Ⅱ级
➢ 二尖瓣口面积<1.5cm^2	➢ 临床劳力性心悸、气短及活动耐量下降的表现
➢ 左心房前后径>45mm	➢ 左心和右心功能不全的临床症状及体征
➢ 心房颤动(包括阵发性和非阵发性房颤)	➢ 继发性三尖瓣反流中度以上
➢ 左心房和或左心耳血栓	➢ 胸部 X 线片示有明确的双心房增大的影像
	➢ 有明确其他心脏病变需进行外科手术治疗的指征
	➢ 超声心动图 Wilkins 评分>6 分
	➢ 二尖瓣不同程度狭窄,合并中度以上二尖瓣关闭不全
	➢ 现病史心源性体循环栓塞和 / 或既往栓塞病史
	➢ 肺动脉高压>30mmHg(静息)
	➢ 超声心动图二尖瓣 E 峰>150mm/s
	➢ 按照 ACC/AHA 指南判定患者明确处于瓣膜病变 B 或 C 期

《中国风湿性二尖瓣疾病外科治疗指征专家共识》针对的是确诊风湿性二尖瓣狭窄(包括狭窄合并关闭不全)的患者,指导确定初次换瓣的手术时机。本例患者属于生物瓣衰败,再次换瓣的手术时机并无相关指南可遵循,参照 2018 中国专家共识,该患者具备 3 个主要指标(主要指标第 2、3、4 项)和 3 个次要指标(次要指标第 2、4、10 项),经由心血管内科和心外科组成的专家团队评估,该患者具有二次换瓣的明确适应证,无绝对禁忌证。瓣膜种类的选择需要考量综合因素。在 ACC/AHA 2014 年瓣膜诊疗指南中提出,对抗凝无法严格控制或有强烈意愿的患者来说,任何年纪都可以选用生物瓣膜(Ⅰ类推荐,C 级证据)。在没有抗凝禁忌证的 60 岁以下患者,选用机械瓣膜更为合理(Ⅱa 类推荐,B 级证据),70 岁以上的患者选用生物瓣膜更为合理(Ⅱa 类推荐,B 级证据),而 60～70 岁的患者可以选用机械瓣膜或生物瓣膜(Ⅱa 类推荐,B 级证据)。结合上述证据考虑该患者手术指征明确,二次换瓣继续选择生物瓣,在周密组织下顺利完成全麻体外循环下二次开胸二尖瓣生物瓣置换术 +三尖瓣成形术 + 左心耳缝合术。

该病例突破了我院心脏外科二次开胸换瓣的最高年龄,合理制订术后综合治疗方案,保证其顺利康复,是保证最终治疗成效的关键环节。心脏内科团队为其制订了个体化管理策略,出入量平衡方面坚持"量出为入"原则,避免加重心脏前负荷;逐步滴定 β 受体阻断剂的剂量,控制心率、血压在目标范围;精心调整华法林剂量,维持 INR 在治疗窗内;耐心指导其进行心脏康复训练,促进心功能恢复及预防术后并发症。心脏内科与心脏外科专家通力合作，最终患者顺利康复。

后期随访中需要重点关注的是生物瓣工作状态和抗凝问题。生物瓣膜具有较好的生物相容性，术后患者仅需接受短期（3～6个月）预防性抗凝治疗，这一特点也是其主要优势。对于生物MVR或瓣膜修复的患者，术后头3个月应考虑INR目标值为2.5的VKA抗凝治疗（IIa类推荐，C级证据），3个月后大部分患者可停用VKA，但伴血栓形成危险因素的患者，应终生进行VKA抗凝治疗（INR：2.0～3.0）。但该患者于2014年发生房颤，房颤类型属于永久性房颤，抗凝方案选择华法林终生服药，INR目标值为1.6～2.5。

小 贴 士

◇ 人工心脏瓣膜置换术是严重瓣膜病变的主要外科治疗手段之一，主要包括机械瓣膜和生物瓣膜两大类。

◇ 生物瓣膜不需要长期服用抗凝药物，因而没有药物引起的并发症危险。与瓣膜相关的并发症如血栓形成、血栓栓塞的发生率也较机械瓣膜低。因此，越来越多的患者选择生物瓣膜。

◇ 随着平均寿命的延长，第一代生物瓣膜寿命已达上限，二次换瓣的需求急剧增加。然而高龄患者并存疾病多，二次换瓣手术面临的情况更加复杂，治疗经验还有待积累。

（张秀锦 柳 高 刘 源 杜瑞雪）

参 考 文 献

[1] GAMMIE J S, SHENG S, GRIFFITH B P, et al. Trends in mitral valve surgery in the united states: results from the Society of Thoracic Surgeons Adult Cardiac Surgery Database[J]. Ann Thorac Surg, 2009, 87(5): 1431-1437.

[2] HAMMERMEISTER K, SETHI G K, HENDERSON W G, et al. Outcomes 15 years after valve replacement with a mechanical versus a bioprosthetic valve: final report of the Veterans Affairs randomized trial[J]. J Am Coll Cardiol, 2000, 36(4): 1152-1158.

[3] 许建屏. 生物心脏瓣膜应用现状[J]. 实用医院临床杂志, 2004, 1(4): 1-3.

[4] 中国风湿性二尖瓣外科治疗指征专家共识专家组. 中国风湿性二尖瓣疾病外科治疗指征专家共识[J]. 中华胸心血管外科杂志, 2018, 34(4): 193-195.

[5] NISHIMURA R A, OTTO C M, BONOW R O, et al. 2014 AHA/ACC Guideline for the Management of Patients With Valvular Heart Disease: a report of the American College of Cardiology/American Heart Association Task Force on Practice Guidelines[J]. Circulation, 2014, 129(23): e521-e643.